居家护养系列

# 康复居家护养

组织编写　中华护理学会

主编　张利岩　刘则杨　应岚

U0212506

人民卫生出版社

·北　京·

**图书在版编目（CIP）数据**

康复居家护养 / 张利岩，刘则杨，应岚主编 . —北京：人民卫生出版社，2020.10

（居家护养系列）

ISBN 978-7-117-30514-3

Ⅰ.①康… Ⅱ.①张…②刘…③应… Ⅲ.①家庭医学 —康复医学②护理学 Ⅳ.①R492②R47

中国版本图书馆 CIP 数据核字（2020）第 184715 号

| 人卫智网 | www.ipmph.com | 医学教育、学术、考试、健康，购书智慧智能综合服务平台 |
| 人卫官网 | www.pmph.com | 人卫官方资讯发布平台 |

居家护养系列
康复居家护养
Jujia Huyang Xilie
Kangfu Jujia Huyang

主　　编：张利岩　刘则杨　应　岚
出版发行：人民卫生出版社（中继线 010-59780011）
地　　址：北京市朝阳区潘家园南里 19 号
邮　　编：100021
E - mail：pmph @ pmph.com
购书热线：010-59787592　010-59787584　010-65264830
印　　刷：三河市博文印刷有限公司
经　　销：新华书店
开　　本：710×1000　1/16　印张：14
字　　数：259 千字
版　　次：2020 年 10 月第 1 版
印　　次：2020 年 10 月第 1 次印刷
标准书号：ISBN 978-7-117-30514-3
定　　价：58.00 元

## 丛书编委会

主　编　张利岩　刘则杨　应　岚

编　委　(按姓氏笔画排序)

王晓军　刘万芳　刘则杨　李　越　李　颖

李乐之　李虹彦　余　馨　应　岚　宋丽莉

张利岩　赵　瑾　赵冬云　胡秀英　栾晓荣

梅桂萍　游兆媛　谢　娟

## 分册编委会

主　编　张红云　戴宏乐

编　委　(按姓氏笔画排序)

王希悦　邓巧婧　乐　捷　闫冬蕊　孙素娟

李　葳　张　燕　张红云　罗见芬　高　娜

蒋　茜　熊雪红　戴宏乐

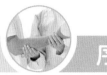

# 序

近年来，随着人口老龄化问题的日益加重，急危重症患者的抢救成功率不断提高，慢性疾病患者的生存期也在不断延长，有些疾病残存的功能障碍问题对患者、患者家庭以及医疗保健系统造成的负担将产生持续深远的影响。相关资料显示，目前我国60岁及以上人口数近2.5亿，失能、半失能老年人超过4 000万，中国残疾人口总数已超过8 500万，其中需要康复服务的人数超过70%，其居家养老、居家康复护理需求明显高于全体人群平均水平，对专业的医疗护理服务呈现庞大而刚性的需求。

然而，现有医疗机构的资源不能有效满足社会需求，社会对居家护理服务的需求巨大，而专业辅助型护理人员人数较少，护理服务存在严重供需失衡。鉴于此，我国大多数家庭选择居家康复、居家养老的护养模式，他们迫切需要一些能指导居家护养康复的科普书籍。

为此，中华护理学会护理产业工作委员会组织编写了这本《居家护养系列——康复居家护养》，目的在于普及居家护养康复知识，提升居家护养康复意识，减轻家庭及社会的负担，提高病、老、伤、残者的生活质量。本书由业内护理专家编写，力求文字简洁，通俗易懂，同时配有简单易学的图示。该书既可以作为辅助型护理人员的培训教材，又可以作为社区医务人员和部分家庭照顾者了解康复的入门读物，同时还能为开展辅助型护理人员的师资培训提供依据，有利于推进居家护养人员职业化、规范化、标准化，有利于提高从业人员的服务能力和专业水平。

我们相信，在护理服务的市场化、产业化发展进入快车道的今天，中国护理人将抓住机遇、迎接挑战，精准对接新时代人民群众日益增长的多样化健康需求，在加强居家护养实践中充分体现护理的价值，为推动护理服务行业持续、健康发展贡献力量。

中华护理学会理事长　吴欣娟
2020年8月

随着我国社会的发展,疾病谱的不断变化,老龄化问题的日益严峻,失能、半失能老人和因慢性疾病致残的患者逐渐增多,外伤及突发伤害事件不断攀升,致使每年将有大量病患需要康复医疗。

由于康复患者需要长期甚至终身的康复治疗,但目前康复医疗相对独特的医疗环境只能满足部分患者的需求,因此居家护养康复将是最佳也是最终的康复场所,家庭照顾者及照护人员的专业技能和职业素养将起到至关重要的作用。

为帮助规范居家护养康复场所普及、提高部分家庭照顾者以及从事居家护养照护人员师资的专业理论知识与技能,中华护理学会护理产业工作委员会组织专家编写了本书。本书共七章22个单元,紧扣从事居家护养人员培养目标,注重操作流程的规范化和标准化。以小案例导入,图文并茂,通俗易懂。突出体现了"以就业为指导,以能力为本位,以发展技能为核心"的职业教育理念。追求专业性、科普性和实用性于一体,步骤清晰,便于理解和掌握,适宜没有医学背景的家庭照顾者及护养照护人员学习和实践。

本书的编撰出版凝聚了业内护理专业的智慧和心血,也体现出了中华护理学会护理产业工作委员会在加强居家护养康复护理建设实践中的价值与担当。衷心希望通过本书,可以提升社会日常居家护养康复护理知识,最终协助有需要的患者逐步建立"自我护理"模式,最大限度地改善生活自理能力,提高生活质量。

由于编撰时间有限,难免存在一些疏漏,恳请读者理解并批评指正。

中华护理学会副理事长

护理产业工作委员会主任委员　张利岩

2020 年 8 月

# 目 录

# 第一章
## 修饰更衣康复护养

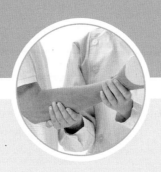

　　清洁、更衣及入浴是人们日常生活中常见的活动,通过日常清洁和沐浴,可去除皮肤和黏膜的污垢及细菌,保证身体健康,预防疾病;衣着有防御寒暑、保护身体、进行体温调节的功能。保持仪容整洁,衣着清洁、舒适,可使人心情愉悦,同时训练可激发被照护者肢体残存的功能,增加其成就感。

　　针对需要帮助的一侧肢体功能障碍的被照护者,本章主要就如何在日常清洁、更衣及入浴方面进行康复护养进行指导。通过小案例再现,展示正确、安全的日常清洁、更衣及入浴康复护养方法,不仅使照护者能够掌握科学系统的康复护养方法,而且可以指导被照护者进行正确训练,提高被照护者的生活自理能力和生活质量。

# 第一单元
## 日常清洁康复护养

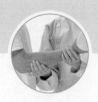

刘女士,58岁,诊断为脑梗死恢复期,经对症治疗后病情稳定。出院后意识清楚,右侧肢体活动不利,日常活动大部分需要帮助。

### 一、家庭照护面临的问题

被照护者意识清楚,出院后处于居家状态,可在轮椅上保持坐位。由于右侧肢体不能自由活动,并且不知道正确的日常清洁康复方法,导致其不能独立完成洗脸、洗手及刷牙等日常清洁活动,大部分需要他人帮助。

### 二、家庭照护应掌握的技能

1. 通过专门评估日常生活能力的量表——改良 Barthel 指数量表(见本单元"日常清洁评估")对个人清洁能力进行评定,正确判断被照护者需要帮助的程度。被照护者能保持独立坐位,通过对清洁能力进行评定,评分为 1 分,即被照护者在某种程度上能参与,但在整个活动过程中需要别人提供协助才能完成。

2. 照护者及被照护者均需掌握正确的清洁康复方法,以被照护者主动训练及自我照顾为主;照护者辅助进行准备和收拾等活动,保护被照护者患侧肢体及安全等。

### 一、日常清洁康复

日常清洁包括洗脸、洗手、梳头、保持口腔清洁、剃须(适用于男性)及化妆(适用于有需要的女性)。对于不能完成日常清洁的一侧肢体功能障碍的被照护者,通过指导使其参与或完成日常清洁的训练。本训练适用于脑卒中等疾病后一侧肢体功能障碍,导致个人卫生不能完成或部分不能完成的被照护者。

被照护者病情稳定、能够保持独立坐位后,可以早期进行日常清洁康复;被照护者转变角色,由他人照护过渡到自我照护;适度训练,循序渐进;坚定信念,持之以恒。

## 二、安全提示

1. 被照护者及照护者掌握预防外伤的注意事项,包括坐位时轮椅的制动、物品准备充分以及用健康的一侧手(以下简称"健手")测试水温。

2. 根据被照护者的实际认知情况、耐受力、有无吞咽障碍和皮肤是否有伤口创面等调整训练的项目和程度。

3. 被照护者应在照护者的看护下训练,不得擅自进行训练,以免出现意外。

## 三、日常清洁康复方法

(一)日常清洁康复流程

1. 解释评估。

2. 用物准备。

3. 康复方法训练。

4. 注意事项。

(二)日常清洁的评估

1. 一般评估

(1)身体方面:掌握被照护者的整体情况,包括:①了解一般状况;②了解病史及既往史;③掌握肢体功能及感觉状况;④掌握认知状况、语言状况、吞咽状况;⑤掌握意识、情绪、精神状况。

(2)心理:掌握被照护者的心理状况及社会角色。

(3)社会健康问题:掌握被照护者就医状况、经济状况及家庭成员状况。

2. 日常清洁评估　对一侧肢体功能障碍的被照护者尽早根据改良Barthel指数量表对个人日常清洁能力进行评定。具体评分标准如下。

0分:完全依赖别人处理个人卫生。

1分:某种程度上能参与,但在整个活动过程中需要别人提供协助才能完成。

3分:能参与大部分的活动,但在某些活动过程中仍需要别人提供协助才能完成整项活动。

4分:除在准备或收拾时需要协助外,可以自行处理个人卫生;或过程中需有人从旁监督或提示,以策安全。

5分:自行处理个人卫生,无须别人在场监督、提示或协助。男性可自行剃须,女性可自行化妆及梳理头发。

先决条件:被照护者在设备齐全的环境下进行测试,所有用具均需伸手可及,电动剃须刀已通电,并已插入刀片。

使用地点:床边、水池侧或洗手间内。

准备或收拾活动:例如事前将一盆水放在床边或更换清水,事先用轮椅或便椅将被照护者推到水池侧,准备或清理梳洗的地方,戴上或除下辅助器具。

考虑因素:往返洗手间的步行表现并不在考虑之列,化妆仅适用于平日需要化妆的女士,梳洗包括设计发型及编辫子。

(三) 日常清洁康复方法

被照护者条件:生命体征平稳;具有一定的认知;具备坐位平衡;一侧肢体具备基本的活动能力,有一定的协调性和上肢稳准性。

1. 面部清洁

物品准备:水盆、毛巾或边长为20cm左右的小毛巾,按压式洗面奶或香皂,依据被照护者的情况选择防水围裙。

步骤如下(图1-1-1)。

(1)被照护者轮椅坐位移至水池前,身体贴近池边,然后制动轮椅。

(2)健手打开水龙头,如果是热水,应用健手测试及调好水温,将水池或水盆装适量水,毛巾放置于水盆内。

(3)健手打湿面部,并使用洗面奶或香皂清洁面部。

(4)健手拿住毛巾的两端将毛巾绕在水龙头上,攥住毛巾向同一个方向反复拧转,直至毛巾被拧干。或者选择小方巾,单手反复抓捏,直至攥干。

(5)健手持毛巾擦干面部。

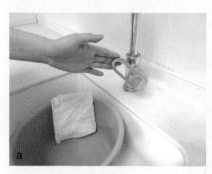
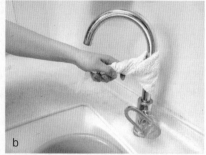

a　　　　　　　　　　　　b

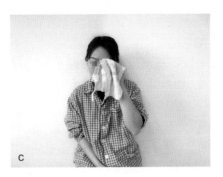

图 1-1-1　面部清洁
a. 打开水龙头；b. 拧毛巾；c. 面部清洁

**2. 手部清洁**

物品准备：水盆、毛巾或边长为 20cm 左右的小毛巾、香皂，依据被照护者的情况选择防水围裙。

步骤如下（图 1-1-2）。

（1）被照护者轮椅坐位移至水池前，身体贴近池边，然后制动轮椅。

（2）健手打开水龙头，如果是热水，用健手测试及调好水温，将水池或水盆装适量水，干毛巾放置于水盆旁。

（3）健手将患手放入水盆内，健手使用香皂完成对患手的清洁。

（4）健手手心、手背、指尖与患手手背相蹭，完成对健手的清洁。

（5）取干净毛巾放于大腿上，用健手擦干患手后再将健手放到毛巾上擦干。

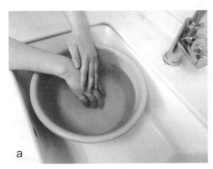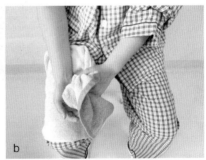

图 1-1-2　手部清洁
a. 搓洗患手；b. 擦干患手

**3. 牙齿清洁**

物品准备：牙刷、牙缸、旋盖式或翻盖式牙膏，依据被照护者的情况选择防水围裙。

步骤如下(图 1-1-3)。

(1)被照护者轮椅坐位移至水池前,身体贴近池边,然后制动轮椅。

(2)健手打开水龙头,如果是热水,用健手测试及调好水温,将牙缸装适量水后放置于水池旁。

(3)打开牙膏:①旋盖式牙膏:患侧手臂(简称"患臂")放于水池边上,健手将牙膏置于患臂下方固定,健手拧开牙膏盖;②翻盖式牙膏:患侧手臂放于水池边上,健手将牙刷置于患臂下方固定,健手拇指打开牙膏盖。

(4)将牙刷置于患臂下方固定,健手将牙膏挤在牙刷上。

(5)用健手刷牙。

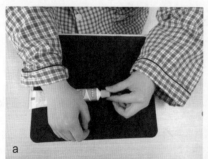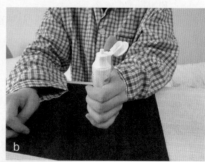

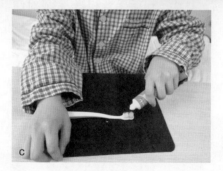

图 1-1-3　牙齿清洁

a. 旋盖式牙膏;b. 翻盖式牙膏;c. 挤牙膏

(四)日常清洁康复的注意事项

1. 操作环境整体安静、清洁,水池离地高度为 70~80cm,水池下方有足够的空间方便轮椅进出,以便被照护者贴近水池。

2. 训练时不要经常更换照护者,应在旁做好针对被照护者的安全防护,使被照护者产生安全感。

3. 训练前要评估被照护者的坐位平衡能力,训练时间以其耐受为宜。

4. 被照护者健侧上肢与手指的运动和感觉功能应良好。

5. 被照护者情绪稳定,可理解并能配合训练。

6. 伴有肩关节半脱位的被照护者,在进行训练时应注意做好保护措施。

7. 训练过程中,照护者应依据被照护者的情况给予适当帮助。

8. 被照护者患侧肢体功能逐渐恢复后,应注意对患侧肢体进行训练。

## 加　油　站

冬天气候干燥、寒冷,汗腺分泌减少,缺乏皮脂滋润,皮肤会感觉干燥;再加上各种刺激和摩擦,使皮肤变干、变脆,失去弹性,当局部活动或牵拉力较大时,严重者会出现裂口、流血等表现,即会发生皲裂,如手皲裂就是手部皮肤常见的皮肤病,老人及女性更容易出现这种情况。

要防止在冬季发生皮肤皲裂,洗手时要避免使用碱性的香皂及其他洗涤剂,应选用无刺激性的中性洗手液。由于过度洗涤会将皮肤表面正常分泌的油脂彻底洗去,造成皮肤干燥、开裂,故应在保证手卫生的前提下避免频繁洗手。洗手时水温不应过热,否则会促使角质层更加干燥甚至皲裂,水温应适宜,如有感觉障碍,应用健侧皮肤测温。手洗干净后不建议自然风干,最好用干净、柔软的毛巾将手擦干,之后涂抹含有维生素 E 或凡士林成分的护手霜,及时锁住皮肤内的水分。

## 划　重　点

被照护者因疾病造成一侧肢体功能障碍,表现为不能完成日常清洁活动,需要别人的帮助,因此保证被照护者能完成日常清洁活动是照护者必备的技能。本单元重点描述了照护者应该掌握的对一侧肢体功能障碍者的准确评估方法,确定其需要照护的程度,依据评定结果对被照护者进行有针对性的日常清洁方法训练,包括面部清洁、手部清洁及牙齿清洁,照护者在协助过程中需要掌握被照护者的心理及生活自理能力,提供适当的帮助。

# 试　试　手

## 思考题

1. 何谓日常清洁?
2. 日常清洁康复的注意事项有哪些?

（王希悦）

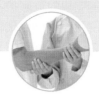

## 第二单元
## 更衣康复护养

赵先生,46岁,诊断为脑出血恢复期,经对症治疗后病情稳定。出院后意识清楚,右侧肢体活动不利,日常生活活动需部分帮助。

### 一、家庭照护面临的问题

被照护者意识清楚,出院后处于居家状态,尽管可以在床旁坐稳,左侧上肢和下肢可以自由活动,但由于右侧肢体不能自由活动,并且不知道正确的更衣康复方法,导致其无法独立穿脱衣物,大部分需要他人帮助。

### 二、家庭照护应掌握的技能

1. 根据改良 Barthel 指数量表(见本单元"更衣评估")对个人更衣能力进行评定,正确判断被照护者需要的帮助程度。被照护者能保持独立坐位,坐位平衡良好,通过对更衣能力进行评定,评分为 2 分,被照护者某种程度上能参与,但在整个活动过程中需要别人提供协助才能完成。

2. 照护者及被照护者均需要掌握正确的更衣康复方法,以被照护者主动训练及自我照顾为主;照护者辅助进行准备和收拾等活动,保护被照护者患侧肢体及安全等。

## 跟 我 学

### 一、更衣康复

指导不能完成更衣的一侧肢体功能障碍的被照护者参与或完成穿脱上衣、裤子、鞋袜,扣好纽扣,系好鞋带的训练方法,称为更衣康复护养方法,本训练方法适用于脑卒中等疾病后一侧肢体功能障碍,导致更衣不能完成或部分不能完成的被照护者。

被照护者病情稳定且可以坐稳后,可以早期进行更衣康复;被照护者转变角色,由他人照护过渡到自我照护;适度训练,循序渐进;坚定信念,持之以恒。掌握正确的更衣顺序:先穿患侧,后穿健侧;先脱健侧,后脱患侧。

## 二、安全提示

1. 被照护者及照护者要注意安全,包括隐私的保护、环境光线和温度的调节、床和座椅的稳定性以及适宜的衣物。

2. 根据被照护者实际的认知情况、肢体功能情况、平衡能力及耐受力,调整训练的项目和程度。

3. 被照护者应在照护者的看护下训练,不得擅自进行训练,以免出现意外。

## 三、更衣康复方法

(一) 更衣康复流程

1. 解释评估。

2. 用物准备。

3. 康复方法训练。

4. 注意事项。

(二) 更衣的评估

1. 一般评估

(1)身体方面:掌握被照护者的整体情况,包括:①了解一般状况;②了解现病史及既往史;③掌握肢体功能及感觉状况;④掌握坐位、立位平衡情况;⑤掌握认知状况;⑥掌握意识、情绪、精神状况。

(2)心理:掌握被照护者的心理状况及社会角色。

(3)社会健康问题:掌握被照护者就医状况、经济状况及家庭成员状况。

2. 更衣评估　对一侧肢体功能障碍的被照护者尽早根据改良 Barthel 指数量表对个人更衣能力进行评定。具体评分标准如下。

0 分:完全依赖别人协助穿衣。

2 分:某种程度上能参与,但在整个活动过程中需要别人提供协助才能完成。

5 分:能参与大部分的活动,但在某些活动过程中仍需要别人提供协助才能完成整项活动。

8 分:除在准备或收拾时需要协助外,可以自行穿衣;或过程中需要有人从旁监督或提示,以策安全。

10分:自行穿衣而无须别人监督、提示或协助。

先决条件:所有衣物必须伸手可及。

衣物的种类:衫、裤、鞋、袜及需要时的腰封、义肢及矫形架等;可接受改良过的衣物,如将鞋带换成魔术贴的鞋子;不包括帽子、围巾、皮带、领带及手套。

准备或收拾活动:如在穿衣后扣上纽扣,穿鞋后系紧鞋带。

考虑因素:到衣柜等处拿取衣物不在评级考虑之列。

(三)更衣康复方法

被照护者条件:生命体征平稳;具有一定的认知;具备坐位平衡或立位平衡;一侧肢体具备基本的活动能力,有一定的协调性和准确性。

物品准备:衣物应宽松、简单,重量合适,面料不能太滑。开襟式上衣扣子应易于单手捏取,也可将扣子改为尼龙搭扣,套头衫应有弹性;裤子选腰部有松紧带的、宽松轻便的类型,男裤开裆处用尼龙搭扣;袜子选用宽口、松紧薄厚适宜的棉袜;鞋子选用套头鞋或搭扣式、带扣式,最好不选有鞋带的鞋子。辅助用具可准备鞋拔。

1. 穿脱上衣方法

(1)穿开襟上衣:步骤如图1-2-1。

1)被照护者取坐位,双脚踏地与肩同宽。衣服内面向上、衣领向前平铺在双膝上,患侧袖子置于双腿间。

2)健手抓衣领及衣服患侧衣袖,将袖口自患侧手穿过。

3)健手将近端袖口自患侧上肢穿过,直至肩部,将衣领部分搭于肩部。

4)健手沿衣领自颈后绕过,并将健侧上肢穿进袖口。

5)健手扣好纽扣或尼龙搭扣,整理衣服。

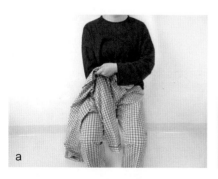
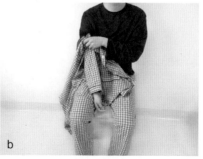

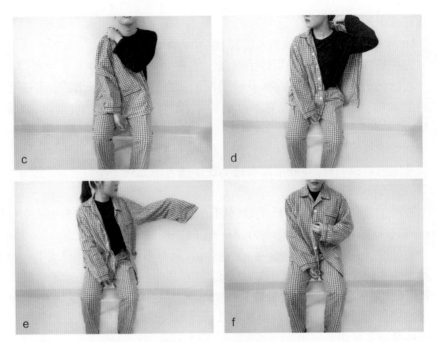

图 1-2-1　穿开襟上衣

a. 坐位准备；b. 穿患侧衣袖过肘；c. 穿患侧衣袖过肩；d. 拉衣领；

e. 穿健侧衣袖；f. 整理衣物

（2）脱开襟上衣：步骤如图 1-2-2。

1）被照护者取坐位，双脚踏地与肩同宽。健手依次解开纽扣或尼龙搭扣。

2）健手将患侧衣领褪至患侧肩部以下。

3）先脱下健侧衣袖。

4）再脱下患侧衣袖。

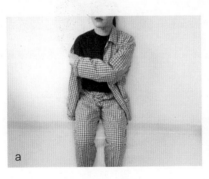
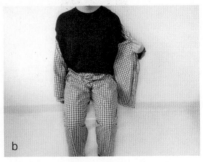

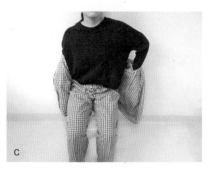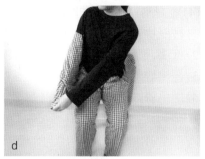

图 1-2-2　脱开襟上衣

a. 褪患侧衣领；b. 脱健侧衣袖过肩；c. 脱健侧衣袖过肘；d. 脱患侧衣袖

（3）穿套头衫：步骤如图 1-2-3。

1）被照护者取坐位，双脚踏地与肩同宽。套头衫背面向上放在双膝上。

2）健手抓衣服，露出患侧近端袖口，将患侧上肢自袖口穿出。

3）健侧上肢穿过健侧袖口并伸出。

4）健手将患侧衣袖上拉至肘部以上，尽量靠近肩部。

5）健手将衣服后身收起并抓住，颈部前屈，将领口自头部穿过。

6）整理衣服。

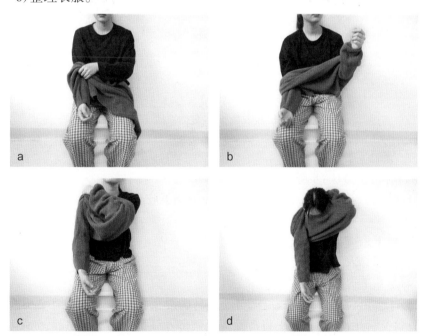

图 1-2-3　穿套头衫

a. 穿患侧衣袖；b. 穿健侧衣袖；c. 上拉患侧衣袖；d. 套衣领

（4）脱套头衫：步骤如图1-2-4。

1）被照护者取坐位，双脚踏地与肩同宽。

2）低头，健手自颈后向上拉后衣领，将衣服拉过头部。

3）褪出健侧衣袖。

4）健手脱去患侧衣袖。

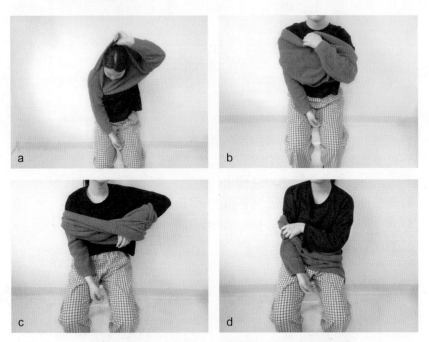

图1-2-4　脱套头衫

a. 上拉后衣领；b. 脱衣领；c. 脱健侧衣袖；d. 脱患侧衣袖

2. 穿脱裤子方法

（1）穿裤子方法：步骤如图1-2-5。

1）被照护者取坐位，将患侧下肢搭在健侧下肢上，健手将整理好的裤腿套进患脚。

2）放下患脚，将裤腰拉至膝关节以上。

3）健腿穿入另一裤腿。

4）尽量上提裤子至臀下。

5）①仰卧位：利用搭桥动作，健手将裤腰提至髋部及腰部（图1-2-6）；②坐位：骨盆交替抬离床面，健手将裤腰提至髋部及腰部；③立位：站起，健手将裤腰继续提至髋部及腰部。

6）整理裤子。

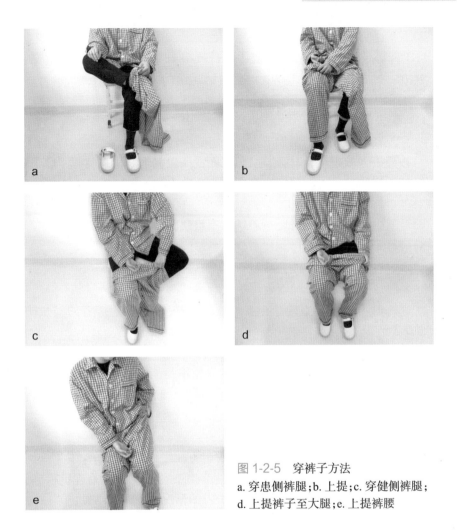

图 1-2-5 穿裤子方法
a. 穿患侧裤腿；b. 上提；c. 穿健侧裤腿；
d. 上提裤子至大腿；e. 上提裤腰

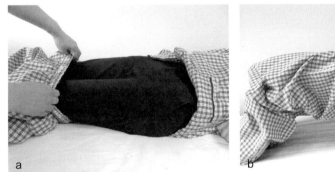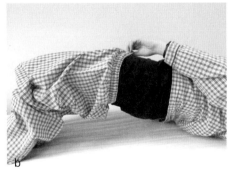

图 1-2-6 卧位穿裤子
a. 卧位裤腰过膝；b. 卧位上提裤腰

（2）脱裤子方法：步骤如下。

1）①仰卧位：利用搭桥动作，健手将裤腰褪至臀部下；②坐位：骨盆交替抬离床面，健手将裤腰褪至臀部下；③立位：站起，健手将裤腰褪至臀部下。

2）被照护者取坐位，先脱健侧裤腿。

3）再脱患侧裤腿。

3. 穿脱鞋、袜方法：步骤如下。

（1）被照护者取坐位，双脚踏地，与肩同宽。患侧下肢搭在健侧下肢上。

（2）健手拇指、示指撑开袜口，套在患脚后向上拉。

（3）健手将鞋子套入患脚。

（4）放下患腿，全脚掌着地，重心转移至患侧，穿好健侧袜和鞋。

（5）脱袜子和鞋时则顺序相反。

（四）更衣康复注意事项

1. 要注意安全和隐私的双重保护。

2. 训练时不要经常更换照护者，应在旁做好针对被照护者的安全防护，使被照护者产生安全感。

3. 被照护者情绪稳定，可理解并能配合训练。

4. 训练前要评估被照护者的坐位和立位平衡能力。坐位平衡好、立位平衡较差者，采用坐位结合卧位的方法穿、脱裤子；坐位、立位平衡均良好者，可采用坐位结合立位的方法穿、脱裤子。

5. 训练时间以被照护者耐受为宜。

6. 鞋子可倒扣放置在床旁的轮椅上，避免被照护者过度前倾发生跌倒。

7. 伴有肩关节半脱位的被照护者进行训练时注意对其做好保护措施。

8. 训练过程中，照护者应依据被照护者的情况给予适当帮助。

## 加 油 站

肩关节半脱位又称为不整齐肩，在偏瘫患者中很常见，表现为肱骨头在关节盂下滑，肩峰与肱骨头之间出现明显的凹陷。卒中患者肩关节半脱位的病因尚未明确，主要考虑以下几个方面：①以冈上肌及三角肌后部为主的肩关节周围肌肉功能低下，以三角肌，尤其是以冈上肌为主的肩关节周围起稳定作用的肌肉瘫痪、肌张力低下是肩关节半脱位最重要的原因；②肩关节囊及韧带松弛、破坏及长期牵拉导致延长；③肩胛骨周围肌肉瘫痪、痉挛及脊柱直立肌的影响等所致肩胛骨向下旋转。肩关节半脱位并非偏瘫后马上出现，多于病后前几周患者开始坐位等活动后发现。早期患者可无任何不适感，部分患者患侧上肢在体侧垂放时间较长时可出现牵拉不适感或疼痛,当上肢被支撑或抬起时,上述症状可减轻或消失。随着时间的延长,患者可出现较剧烈的肩痛,合并肩关节受限者较无半脱位者多。

## 划　重　点

被照护者因疾病造成一侧肢体功能障碍,表现为不能完成日常更衣动作,需要他人的帮助,因此保证被照护者能完成日常更衣动作是照护者必备的技能。本单元重点描述了照护者应该掌握的对一侧肢体功能障碍者的准确评估方法,确定其需要照护的程度,依据评定结果对被照护者进行有针对性的更衣方法训练,包括穿脱开襟上衣及套头衫、穿脱裤子及鞋袜等。照护者在协助过程中需要掌握被照护者的心理及生活自理能力,提供适宜、恰当的帮助。

## 试　试　手

### 思考题

1. 如何穿开衫和套头衫?
2. 更衣康复的注意事项有哪些?

（王希悦）

# 第三单元
# 入浴康复护养

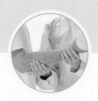

## 小 案 例

陈先生,55 岁,诊断为脑梗死恢复期,经保守治疗后病情稳定。出院后意识清楚,右侧肢体活动不利,日常活动需要少部分帮助。

### 一、家庭照护面临的问题

被照护者意识清楚,出院后处于居家状态,可在凳子上坐稳,左侧上肢和下肢可以活动,右侧肢体不能自由活动,不知道正确的入浴康复方法,导致不能完成入浴动作,大部分需要他人帮助。

### 二、家庭照护应掌握的技能

1. 根据改良 Barthel 指数量表(见本单元"入浴评估")对个人入浴能力进行评定,正确判断被照护者需要的帮助程度。被照护者能保持独立坐位,坐位平衡良好,通过对入浴能力进行评定,评分为 3 分,被照护者在某种程度上能参与,但在整个活动过程中需要别人提供协助才能完成。

2. 照护者及被照护者均需掌握正确的入浴康复方法,以被照护者主动训练及自我照顾为主;照护者辅助进行准备和收拾等活动,以及保证被照护者的安全等。

## 跟 我 学

### 一、入浴康复

指导不能完成入浴的一侧肢体功能障碍的被照护者参与或完成清洁、冲洗及擦干由颈至脚的训练方法称为入浴康复护养方法,本训练方法适用于脑卒中等疾病后一侧肢体功能障碍,导致入浴不能完成或部分不能完成的被照护者。

被照护者病情稳定且可以坐稳后可进行入浴康复;被照护者转变角色,由他人照护过渡到自我照护;适度训练,循序渐进;坚定信念,持之以恒。

## 二、安全提示

1. 被照护者及照护者注意安全,包括隐私的保护、环境光线和温度的调节、沐浴椅的选择、入浴时间的控制。

2. 根据被照护者的实际认知情况、肢体功能情况、平衡能力、耐受力,调整训练的时间和程度。

3. 被照护者应在照护者的看护下训练,不得擅自进行训练,以免出现意外。

## 三、入浴康复方法

(一)入浴康复流程

1. 解释评估。

2. 用物准备。

3. 康复方法训练。

4. 注意事项。

(二)入浴的评估

1. 一般评估

(1)身体方面:掌握被照护者的整体情况,包括:①了解一般状况;②了解现病史及既往史;③掌握肢体功能及感觉状况;④掌握坐位、立位平衡情况;⑤掌握认知状况;⑥掌握意识、情绪、精神状况。

(2)心理:掌握被照护者的心理状况及社会角色。

(3)社会健康问题:掌握被照护者就医状况、经济状况及家庭成员状况。

2. 入浴评估 对一侧肢体功能障碍的被照护者尽早根据改良 Barthel 指数量表对个人入浴能力进行评定。具体评分标准如下。

0分:完全依赖别人协助洗澡。

1分:某种程度上能参与,但在整个活动过程中需要别人提供协助才能完成。

3分:能参与大部分活动,但在某些活动过程中仍需要别人提供协助才能完成。

4分:除在准备或收拾时需要协助外,可以自行洗澡或过程中需有人从旁监督或提示,以策安全。

5分：可用任何适当的方法自行洗澡而无须别人在场监督、提示或协助。

先决条件：在洗澡的地方进行测试，所有用具均需放于洗澡地方的范围内。

洗澡方法：盆浴（浴缸）、淋浴（花洒）、海绵浴、擦身、用桶或盆洗身、用沐浴椅或浴床洗澡。

准备或收拾活动：如在洗澡前后准备或更换清水，开启或关闭热水阀门。

考虑因素：包括在浴室内的体位转移或步行表现，但无须考虑往返浴室的步行表现，不包括洗头、携带衣物和应用物品进出浴室及洗澡前后穿脱衣物。

（三）入浴康复方法

被照护者条件：生命体征平稳；具有一定的认知；具备坐位平衡或立位平衡；一侧肢体具备基本的活动能力，具有一定的协调性和准确性。

物品准备：浴室地面铺防滑垫；确保沐浴椅牢固，有靠背、扶手，椅足加防滑垫；按压式沐浴液；两条毛巾；双环浴巾或长柄刷；浴袍。

1. 被照护者由轮椅转移至沐浴椅（见第六章第一单元）。

2. 健手拧开开关，用健手调试好水温。

3. 健手持花洒淋湿身体。

4. 健手将沐浴液挤压在湿毛巾上，再用毛巾擦洗头面部、颈部、前胸、腹部、臀部、会阴及大腿。

5. 健手将沐浴液挤压在双环浴巾或长柄刷上，再用其擦刷后背和足部。使用双环浴巾时，健手须将一侧环扣套在患手手掌上，健手拉动另一侧环扣进行擦洗；使用长柄刷时，用健手刷洗即可。

6. 健手持花洒冲洗全身。

7. 健手拿另一条干毛巾擦干身体前面，披好浴袍出浴。

入浴康复方法如图1-3-1所示。

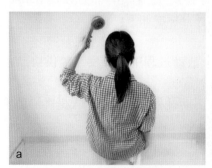
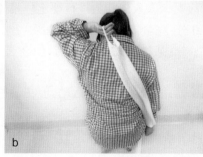

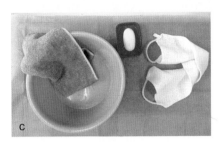

图 1-3-1　入浴康复方法
a. 健手持花洒；b. 使用双环浴巾；c. 浴巾展示

（四）入浴康复方法注意事项

1. 环境要注意安全和隐私的双重保护。将沐浴液、毛巾、双环浴巾或长柄刷、浴袍、花洒放在被照护者可触及的范围内。

2. 训练时不要经常更换照护者，应在旁边做好针对被照护者的安全防护，使被照护者产生安全感。

3. 被照护者情绪稳定，可理解并能配合训练。

4. 训练前要评估被照护者坐位、立位平衡和转移能力，依据被照护者的情况给予适当帮助。

5. 沐浴水温不宜过高；沐浴时间不宜过长，建议不超过半小时，尤其对于患有高血压、冠心病的被照护者。

6. 每次打开花洒开关，均应先调节水温，调节水温时不要将花洒对着身体，应用健手试水温，以免烫伤。

7. 避免被照护者在空腹状态或餐后立即洗浴，可在饭后 1 小时进行，以免引起头晕或影响消化。

## 加 油 站

环境改造是对环境的适当调整，使环境能够适应残疾人的生活、学习或工作需要。环境改造是作业治疗的重要工作之一，也是被照护者能否真正回归家庭和社会的重要条件。卫生间的改造须注意：便池一般采用坐式马桶，与轮椅同高（约 40~48cm），两侧安置扶手，两侧扶手相距 80cm 左右，扶手可采用固定式，也可以采用可移动式，移开一侧以便轮椅靠近。洗手盆底最低处应不低于 69cm，以便乘轮椅者大腿部能进入池底，便于接近水池洗手、洗脸；水龙头应采用长手柄式，以便操作。排水口应位于被照护者方便触及的地方。镜子中心应在离地 105~115cm 处，以便乘轮椅者应用。在靠近浴位处应留有轮椅回转的面积,卫生间的门向外开时,卫生间内的轮椅面积不应小于120cm×80cm。如家中安有浴盆,浴盆的一端宜设宽30cm的洗浴坐台。在马桶及浴盆、花洒邻近的墙壁上应安装安全抓杆。

## 划　重　点

　　被照护者因疾病造成一侧肢体功能障碍,表现为不能完成日常入浴动作,需要他人的帮助,因此保证被照护者能完成日常入浴动作是照护者必备的技能。本单元重点描述了照护者应该掌握的对一侧肢体功能障碍者的准确评估方法,确定需要照护的程度,依据评定结果对被照护者进行有针对性的入浴方法训练。照护者在协助过程中需要掌握被照护者的心理及生活自理能力,提供适宜、恰当的帮助。

## 试　试　手

### 思考题

　　1. 入浴康复的注意事项有哪些?
　　2. 入浴康复的步骤有哪些?

(王希悦)

# 第二章
## 进食康复护养

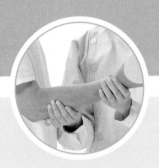

　　吞咽障碍的发生及其造成误吸、窒息、心理疾病、吸入性肺炎甚至死亡等并发症严重影响了被照护者的生活质量，也给家庭和社会带来了沉重的负担。因此，及早对吞咽障碍进行评估、接受康复治疗与护理，对促进被照护者康复进程和提高生活质量至关重要。

　　本章主要就如何协助生活自理能力障碍者进食、如何为携带胃管者更换胃管及协助进食，以及对疾病或生理功能退化导致吞咽功能障碍者进行吞咽障碍康复护养进行指导。突出正确、安全的进食和饮水是被照护者的基本需求。

　　本章结合安全提示及康复护养方法指导，对不同原因造成的吞咽障碍者给予管饲饮食、间接训练、直接训练和代偿性训练等康复护养，讲述了安全进食的相关注意事项。这些内容可以使被照护者在家接受科学系统的吞咽障碍康复护养，预防及减少并发症的发生，安全、足量地摄入营养，增强身体抵抗力，最终提高被照护者的生活质量。

# 第一单元
## 经口进食康复护养

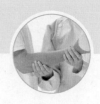

## 小 案 例

李女士,45岁,诊断为脑出血恢复期,经对症治疗后病情稳定。出院后意识清楚,右侧肢体活动不利,右手能抓握,但精细活动缺失,拇指和示指等不能对指,进食需要部分帮助。

### 一、家庭照护面临的问题

被照护者意识清楚,出院后处于居家状态,虽可咀嚼吞咽食物,左上肢功能正常,但由于被照护者是右利手,右侧肢体活动不灵,无法正常抓握筷子、勺子等进食工具,也不知道正确的进食康复训练方法,需要他人的帮助;同时还需要排除吞咽是否存在问题。

### 二、家庭照护应掌握的技能

1. 排除是否存在吞咽障碍,须进行吞咽障碍筛查(见本单元后的"加油站")。
2. 若无吞咽障碍,则根据肢体功能障碍状况制订并实施进食康复护养计划。

## 跟 我 学

### 一、进食康复

合理的饮食与均衡的营养可以保证机体正常的生长发育,将机体各项生理功能维持在正常状态,促进组织修复,提高机体免疫力。当被照护者存在不同程度的功能障碍时,即使意识清楚,全身状况稳定,能产生吞咽反射、咳嗽反射,也会直接或间接地影响进食和营养的补充。护理人员应该正确评估被照护者的肢体功能、营养需要和饮食习惯,制订科学合理的饮食计划,采取适当的餐饮用具摄取食物,帮助被照护者尽快康复。

## 二、进食康复方法流程

1. 解释评估。
2. 准备(包括自身、环境、用物和被照护者的准备)。
3. 协助摆体位。
4. 摆食物、餐具。
5. 自主进食或喂食。
6. 整理用物和床单位。
7. 写记录。

## 三、安全提示

1. 进食时被照护者的体位需要能够保持稳定。
2. 进食前针对脑卒中、颅脑损伤、帕金森病等神经系统疾病患者,应常规进行吞咽障碍筛查,筛查阴性方能经口自主进食。同时,有吞咽障碍者经过规范的康复治疗和护理后,言语治疗师对其进行临床吞咽评估,确定可以经口自主进食者才可经口进食。
3. 严格把控食物的温度,尤其是对于感知觉障碍者更需注意预防烫伤。
4. 保持进食环境相对固定,有利于增强被照护者的信心和专注力。

## 四、进食康复方法

(一) 操作前准备
1. 评估被照护者并解释　评估被照护者的肢体功能,向被照护者及家属解释操作目的、过程及操作中的配合方法,以缓解被照护者的紧张、恐惧心理。
2. 被照护者的准备　了解进食的目的、操作过程及注意事项,愿意配合,清洁口腔,必要时佩戴义齿。
3. 照护者自身准备　洗手。
4. 用物准备　根据被照护者的身体状况准备合适的食物、餐桌、有吸盘的餐具、辅助进食的勺子、筷子、纸巾。
5. 环境准备　保持环境舒适、清洁、无异味,进食前半小时内以及进食过程中不打扫卫生。

(二) 操作步骤
1. 协助摆体位　被照护者保持直立的坐姿,身体靠近餐桌,患侧上肢放在餐桌上。卧床者取健侧卧位。

2. 根据饮食单发放食物及有吸盘的餐具,以防止滑动,使用盘档防止饭菜被推出盘外。

3. 对于视觉空间失认、全盲的被照护者,按时钟平面图摆放食物,并告知方向和食物名称,利于被照护者按顺序摄取,如 6 点钟位置放饭,12 点钟位置放汤,3 点钟位置及 9 点钟位置放菜等(图 2-1-1)。对于偏盲者,食物应置于健侧。

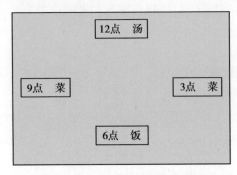

| | 12点 汤 | |
| --- | --- | --- |
| 9点 菜 | | 3点 菜 |
| | 6点 饭 | |

图 2-1-1　食物摆放时钟平面图

4. 被照护者用健手持食物进食,或用健手将食物放在患手中,用患手进食。

5. 对于上肢关节活动受限,肌肉、肌张力异常而不能完成抓握或动作不协调以致不能正常进食者,一方面,要进行上肢功能训练,练习摄食动作。另一方面,可使用自助餐具或加用辅助装置,如将匙柄、叉柄加大、加长或成角,也可在匙柄和碗杯上加一尼龙搭扣圈或"C"形圈,以便能够使手掌或前臂套入,便于握持;杯内固定一根吸管以便吸饮;健手辅助患手喂食等(图 2-1-2)。

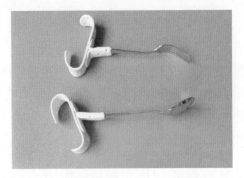

图 2-1-2　进餐辅具——"C"形圈汤匙、叉子

6. 训练被照护者喝水,杯中水应盛至 4/5 满,被照护者用健手帮助患手固定持杯,将杯送入唇边,完成喝水动作。

7. 对不能自主进食者,照护者应根据其进食次序与方法等进食习惯耐心喂食。每次喂食的量及速度可按被照护者的情况和要求而定,不催促,以便其充分咀嚼和吞咽。进食的温度要合适,防止烫伤。饭和菜、固体和液体食物应轮流喂食。

8. 整理用物和床单位　整理床单位;嘱被照护者维持半卧位或坐位 30 分钟以上;洗净餐具备用;协助被照护者漱口、洗手。

9. 写记录　记录进食的时间,食物的种类、量,被照护者的反应等。

(三) 操作注意事项

1. 创造良好的进食环境,排除干扰用餐的因素,如讲话、看电视等。

2. 根据被照护者的吞咽和咀嚼功能选择食物,进食后观察其口中有无残存食物。

3. 鼓励被照护者尽可能自己进食,必要时给予帮助。

4. 注意食物的调配,不仅考虑营养,还要保证色、香、味俱全,增进被照护者的食欲。

5. 注意被照护者进食前后的口腔卫生。

6. 对于自主进食速度慢的被照护者,尽量不催促,增强其自主进食的信心。

## 加 油 站

吞咽障碍筛查采用三步法。

1. 第一步　评估被照护者的意识状态和头部抬高的姿势。

2. 第二步　使用 EAT-10 吞咽筛查量表进行筛查(表 2-1-1)。

3. 第三步　洼田饮水试验、反复唾液吞咽试验以及胸部、颈部听诊。

(1)洼田饮水试验:被照护者在坐位状态下先单次喝下 2~3 茶匙水,如无问题,再让其像平常一样喝下 30ml 常温水,观察并记录全部饮水的时间、有无呛咳、饮水状况等。饮水状况的观察包括啜饮、含饮、水从嘴唇流出、边饮边呛、小心翼翼地喝水等表现以及饮后声音变化、被照护者反应、听诊情况等,并进行评价(表 2-1-2),Ⅰ级正常,Ⅱ级可疑,Ⅲ~Ⅴ级确定存在吞咽障碍,除Ⅰ级外均需要进一步行临床吞咽评估。

(2)反复唾液吞咽试验(图 2-1-3):被照护者取坐位或半坐卧位,照护者将自己的示指放在被照护者的下颌骨前,中指放在舌骨前,无名指放在甲状软骨(喉结)处,小指放在环状软骨前,嘱被照护者尽量快速反复吞咽,喉结和舌骨随着吞咽运动,越过手指,向前上方移动然后再复位,即为一次吞咽反射完成。观察 30 秒内吞咽的次数(如 80 岁以上者完成 3 次及以上即为正常,80 岁以下者完成 5 次及以上即为正常)、喉上抬幅度(喉上下移动 2cm 及以上即为正常)及吞咽启动时间。

表 2-1-1　EAT-10 吞咽筛查量表

| 姓名: | 性别: | 年龄: |
|---|---|---|
| 文化程度: | 诊断: | 损伤部位: |
| 发病时间:_____ 年 _____ 月 _____ 日 | 记录日期:_____ 年 _____ 月 _____ 日 | |

A 说明:将每一题目的数字选项写在下面的方框内,回答您所经历的下列问题处于哪个程度

| 问题 | 得分 | | | | |
|---|---|---|---|---|---|
| | 0 没有 | 1 轻度 | 2 中度 | 3 重度 | 4 严重 |
| 1. 我的吞咽问题已经使我体重减轻 | | | | | |
| 2. 我的吞咽问题影响到我在外就餐 | | | | | |
| 3. 吞咽液体费力 | | | | | |
| 4. 吞咽固体食物费力 | | | | | |
| 5. 吞咽药片(丸)费力 | | | | | |
| 6. 吞咽时有疼痛感 | | | | | |
| 7. 我的吞咽问题影响我享用食物时的快感 | | | | | |
| 8. 我吞咽时有食物卡在喉咙里的感觉 | | | | | |
| 9. 我吃东西时会咳嗽 | | | | | |
| 10. 我吞咽时感到紧张 | | | | | |

B 得分:_____
填表人:_____(被照护者 / 家属 / 陪护)
检查者:_____(医师 / 护士 / 言语治疗师)

C 结果与建议:如果 EAT-10 的每项评分 >3 分,被照护者可能在吞咽的效率和安全方面存在问题。建议被照护者带着 EAT-10 评分结果就诊,做进一步的检查和 / 或治疗

表 2-1-2　洼田饮水试验

| 分级 | 表现 |
|---|---|
| Ⅰ级 | 5 秒内饮完,无呛咳、停顿 |
| Ⅱ级 | 一次饮完,但时间 >5 秒,或分两次饮完,无呛咳、停顿 |
| Ⅲ级 | 能一次饮完,有呛咳 |
| Ⅳ级 | 分两次以上饮完,有呛咳 |
| Ⅴ级 | 多次发生呛咳,全部饮完有困难 |

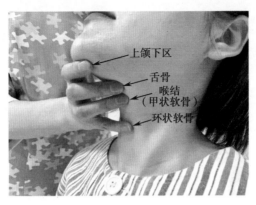

上颌下区
舌骨
喉结
（甲状软骨）
环状软骨

图 2-1-3 反复唾液吞咽试验

## 划 重 点

　　被照护者因疾病、老龄化等因素出现运动、感觉功能障碍,影响进食,容易出现营养不良、误吸等并发症。本单元重点描述了照护者针对被照护者病情及肢体功能障碍的程度,给予被照护者进食康复护养。重点在于确保被照护者安全摄入食物和营养,增加其成就感和自信心,同时促进其肢体功能康复。

## 试 试 手

### 思考题

　　1. 上肢活动不灵的被照护者如何进行进食康复训练?
　　2. 进食康复的注意事项有哪些?

（熊雪红）

# 第二单元
## 带管进食康复护养

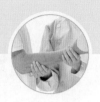

小 案 例

安先生,55 岁,诊断为脑出血恢复期,经对症治疗后病情稳定。出院时意识清楚,右侧肢体活动不灵,经测试其进食半固体食物存在吞咽障碍,且暂时不愿意采取间歇性经口插管管饲法,遂带留置胃管回家,家庭延续照护建议继续采取辅助措施保证营养足量、安全摄入。

### 一、家庭照护面临的问题

被照护者意识清楚,出院后处于居家状态,进食半固体食物存在吞咽障碍,且暂时不愿意采取间歇性经口插管管饲法,为了保证营养摄入充足,必须帮助其留置胃管进行摄食。

### 二、家庭照护应掌握的技能

1. 对于不可以、不会和不肯自主经口进食的被照护者,为了维持其生理功能并满足其对营养和能量的需求,可以采取留置胃管管饲法或间歇性经口插管管饲法,定期灌注流质食物;对于能够进食固体、半固体或软食的被照护者,可以经口进食上述食物,再通过留置胃管管饲法或间歇性经口插管管饲法补充水分。

2. 对于案例中的安先生,可以暂时继续采取留置胃管管饲法,再进行知识宣教,动员其接受间歇性经口插管管饲法和其他康复训练方法。

跟 我 学

### 一、管饲饮食康复

管饲饮食是指经口或经鼻插入导管至胃肠道,给被照护者提供必需的食物、营养液、水及药物,是为被照护者提供或补充营养极为重要的方法之一。

## 二、留置胃管管饲法流程

1. 解释评估。
2. 准备(包括自身、环境、用物和被照护者准备)。
3. 协助摆体位。
4. 松开胃管末端。
5. 确认位置。
6. 注入少量温开水。
7. 灌注食物或药液。
8. 再次注入少量温开水。
9. 固定胃管末端。
10. 整理用物和床单位。
11. 写记录。

## 三、安全提示

1. 每次灌注食物前应抽吸胃液以确定胃管在胃内及胃管是否通畅。
2. 每次抽吸鼻饲液时应反折胃管末端,避免灌入空气,引起腹胀。
3. 长期鼻饲者应定期更换胃管。

## 四、管饲饮食操作方法

(一) 操作前准备

1. 评估被照护者并解释  评估被照护者的胃管是否固定通畅及胃内是否已排空,向被照护者及家属解释操作目的、过程及操作中的配合方法,以缓解被照护者的紧张、恐惧心理。

2. 被照护者准备  了解留置胃管管饲法的目的、操作过程及注意事项,愿意配合。

3. 照护者自身准备  洗手。

4. 用物准备  鼻饲流食(38~40℃)或者药液、听诊器(1个)、温开水适量、注射器(1个)、纸巾(1包)。

5. 环境准备  清洁、无异味。

(二) 操作步骤

1. 协助摆体位  能配合者取半卧位或坐位,头偏向一侧;无法坐起者,取右侧卧位,头颈部自然伸直。

2. 松开胃管末端  检查胃管插管时间、插入长度、是否固定于鼻翼及脸颊部。若有松动,及时更换胶布(图 2-2-1)。将固定于枕旁或被照护者衣领处的胃管末端松开。

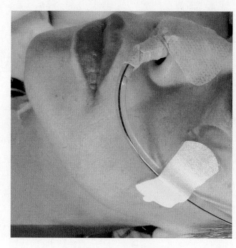

图 2-2-1　胃管固定法

3. 确认位置　可以采用三种方法确认胃管是否在胃内。

(1)胃管末端接注射器抽吸,有胃液抽出。

(2)置听诊器于胃部,用注射器从胃管注入 10ml 空气,听到气过水声。

(3)将胃管末端置于水中,无气泡冒出。

4. 注入少量温开水　确认胃管在胃内后,先注入少量温开水润滑管腔,防止鼻饲液黏附于管壁。

5. 灌注食物或药液　缓慢注入食物或药液。每次鼻饲量不超过 200ml,间隔时间大于 2 小时。

6. 再次注入少量温开水　鼻饲完毕后,再次注入少量温开水冲净胃管。

7. 固定胃管末端　将胃管末端的盖子盖好,并固定于枕旁或被照护者衣领处。

8. 整理用物和床单位　协助被照护者清洁鼻腔和口腔,整理床单位,嘱被照护者维持半卧位或坐位不少于 30 分钟,洗净注射器备用,洗手。

9. 写记录　记录鼻饲的时间,鼻饲物的种类、量,被照护者的反应等。

(三)操作注意事项

1. 每次鼻饲前应先用水温计测试保持温度为 38~40℃或用手臂内侧测试温度。

2. 每次鼻饲前应证实胃管在胃内,用少量温开水冲管后再注食,注食完毕后需再次注入少量温开水,冲净管壁,防止鼻饲液积存于管腔中变质造成胃肠炎或凝结堵管。

3. 鼻饲液温度保持在 38~40℃,每天对被照护者进行 2 次口腔护理。

4. 鼻饲后嘱被照护者保持原体位 20~30 分钟,有助于防止呕吐。

5. 新鲜果汁与奶液应分别注入,防止凝块;药片应研碎溶解后注入。

6. 食管静脉曲张、食管梗阻者禁忌使用鼻饲法。

## 加 油 站

根据管饲饮食中导管插入的途径,可分为:①口胃管,导管经口插入胃内;②鼻胃管,导管经鼻腔插入胃内;③鼻肠管,导管经鼻腔插入小肠;④胃造瘘管,导管经胃造瘘口插入胃内;⑤空肠造瘘管,导管经空肠造瘘口插入空肠内。

## 划 重 点

被照护者因疾病等因素不能自行经口进食,为保证营养的摄取、消化、吸收,以及治疗的需要,采取将胃管经鼻插入胃内并注食的方法,即留置胃管管饲法。本单元重点描述了留置胃管管饲法时,摆体位、确定胃管位置及灌注食物时的注意事项,确保被照护者安全、舒适地摄取营养。

## 试 试 手

### 思考题

1. 如何确定胃管在胃内,说出至少 3 种方法。

2. 鼻饲时的注意事项有哪些?

(熊雪红)

# 第三单元
## 吞咽障碍康复护养

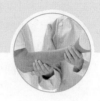

## 小 案 例

张先生,65岁,诊断为脑梗死恢复期,经对症治疗后病情稳定。出院后意识清楚,左侧肢体活动不灵,吞咽困难,经口进食时吞咽动作缓慢,不能一次咽下食物,饮水呛咳且有误吸,进食需要部分帮助。

### 一、家庭照护面临的问题

被照护者意识清楚,出院后处于居家状态,虽然可以经口进食,但存在吞咽延迟,饮水呛咳且有误吸,经口进食存在安全风险,且水分摄入需要部分帮助。

### 二、家庭照护应掌握的技能

1. 除从半流质和软食中摄取水分外,还可以采取间歇性经口插管管饲法灌注水等稀流质。
2. 康复训练以间歇性经口插管管饲法配合直接摄食训练为主,辅助防止误吸的咽部训练。

## 跟 我 学

### 一、吞咽障碍

吞咽障碍是指由于下颌、双唇、舌、软腭、咽喉、食管括约肌或食管功能受损,不能安全有效地把食物由口送到胃内获取足够营养和水分的进食困难。临床表现为流涎、饮水呛咳、吞咽费力、进食速度慢、食物通过受阻、食物哽噎、进食过程中反复咳嗽、鼻腔反流等。被照护者可因吞咽障碍而发生误吸、误咽和窒息,甚至引起吸入性肺炎等;也可因进食困难引起营养物质摄入不足,水、电解质及酸碱平衡失调。

## 二、吞咽障碍康复流程

1. 解释评估。
2. 准备(包括自身、环境、用物和被照护者准备)。
3. 协助摆体位。
4. 吞咽障碍的康复护养方法(包括间歇性经口插管管饲法、直接训练、间接训练和代偿性训练)。
5. 整理用物和床单位。
6. 写记录。

## 三、安全提示

1. 指导家属及被照护者发生误吸时的应急处理办法,包括床上的头低脚高位完成叩背和海姆立克法排出异物。严重时及时拨打120送至医院。
2. 有吞咽障碍的被照护者,留置胃管管饲法只能是短期措施,需要尽早进行吞咽功能训练,如有不适应尽早到医院就诊。
3. 家属和被照护者应遵从照护者的指导,不得擅自进行未经指导的训练,以免出现意外。
4. 记录每餐进食总量,判断能否满足被照护者的营养需求,及时调整,保证其足够的营养摄入。

## 四、吞咽障碍康复方法

(一) 操作前准备
1. 评估被照护者并解释　向被照护者及家属解释操作目的、过程及操作中的配合方法,以缓解被照护者的紧张、恐惧心理。
2. 被照护者准备　了解吞咽障碍康复护养方法的目的、操作过程及注意事项,愿意配合,有义齿者取下义齿。
3. 照护者自身准备　洗手。
4. 用物准备
(1)间歇性经口插管管饲法:胃管(1 根)、一次性薄膜手套(1 副)、麻油(1 瓶)、水适量、注射器(1 个)。
(2)间接训练:冰棉签、吸舌器。
(3)直接训练:碗(防滑)、糊状食物(1 份)、温开水(1 杯)、长柄勺子(容量5~10ml,边缘薄浅,1 个)、杯子、血氧饱和度监测仪(1 个)、负压吸引装置、注射器(1 个)、纸巾、围兜。

5. 环境准备　清洁、无异味。

(二) 操作步骤

1. 间歇性经口插管管饲法　指不将导管留置于胃内,仅在需要补充营养时,将导管经口插入食管或胃内,进食结束后即拔出。该方法可使消化道保持正常的生理结构,促进吞咽功能的恢复。

(1)协助摆体位:能配合者取半卧位或坐位;无法坐起者取右侧卧位。

(2)口腔准备:观察被照护者的口腔黏膜是否完整、有无溃疡等。

(3)润滑胃管:用麻油润滑胃管前端,以减少插管阻力。

(4)插管:嘱被照护者张嘴,必要时放好牙垫,将胃管经口插入,插至 10~15cm(咽喉部)时,嘱被照护者吞咽,随吞咽动作送管至预定长度(18~23cm)。若被照护者食管吞咽困难,可插至胃部,确认位置方法同留置胃管管饲法。

(5)确认位置:确认胃管在食管内,可将胃管末端置于水中,无气泡溢出;或嘱被照护者发"i"音,声音清晰。

(6)固定胃管:确定胃管在食管内,将胃管用胶布固定于鼻翼及脸颊部。

(7)灌注食物:①连接注射器于胃管末端,先注入少量温开水,观察有无呛咳;②若无呛咳,则缓慢注入鼻饲液或药液,边注入边嘱被照护者做吞咽动作,注入食物应从少量开始,经 2~3 天观察无明显不适再逐渐增加注入量,可达 300~500ml 或遵医嘱,速度为每分钟 50ml,每天 3~6 次;③鼻饲完毕后,再注入少量温开水。

(8)拔管:松开固定胶布,缓慢拔出胃管。

(9)整理用物和床单位:整理床单位,嘱被照护者维持进食姿势 30 分钟以上;洗净餐具、注射器和胃管晾干备用;洗手。

(10)写记录:记录鼻饲的时间,鼻饲物的种类、量,被照护者的反应等。

2. 间接训练　又称基础训练,是针对与摄食、吞咽活动有关的器官所进行的功能训练。

(1)口唇运动:用单音单字进行康复训练,嘱被照护者张口发"a"音、向两侧运动发"i"音、缩唇后发"u"音,也可练习吹蜡烛、吹口哨、缩唇、微笑等动作以促进口唇运动。

(2)颊肌运动:被照护者张口后闭上,使双颊部充满气体、鼓起腮,随呼气轻轻呼出;也可做吮吸手指的动作,收缩颊部和增强口轮匝肌的肌力。

(3)喉上提运动:被照护者头前伸,然后在其颌下施加压力,嘱其低头,抬高舌背,即舌向上抵硬腭或发辅音的发音训练。

(4)软腭训练:指导被照护者发"ge-ge-ge"音,或让其深吸气后,屏气 10 秒,接着从口中将气体呼出。

（5）舌部运动：①舌部被动运动：用吸舌器吸住被照护者的舌尖，用手牵拉舌头向各个方向运动，有助于降低舌肌张力；②舌部主动运动：让被照护者进行舌前伸、后缩、侧方顶颊部、唇齿间卷动转圈、弹舌等主动运动，以利于提高舌运动的灵活性；③舌部抗阻运动（图2-3-1）：指导被照护者将舌抵向颊后部，照护者用手指指其面颊某一部位，被照护者用舌顶推，以增强舌肌的力量。

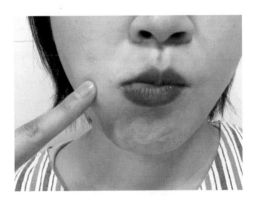

图 2-3-1　舌部抗阻运动

（6）屏气-发声运动：被照护者坐在椅子上，双手支撑椅面做推压运动并屏气，此时胸廓固定、声门紧闭，然后突然松手，声门大开、呼气发声。

（7）冰刺激：可将棉签在碎冰块中放置数秒，然后将冰凉的棉签置于被照护者口内前咽弓处平稳地垂直方向摩擦4~5次，然后做一次吞咽动作。

（8）口腔感知觉训练：用温水和冰水交替漱口进行冷热温度刺激，或给予不同味道的食物，如柠檬、辣椒、糖等，进行味觉刺激。

（9）呼吸道保护手法：①声门上吞咽法：先吸气，在屏气时（此时声带和气管关闭）做吞咽动作，然后立即做咳嗽动作；②超声门上吞咽法：吸气后屏气，再做加强屏气动作，吞咽后咳出咽部残留物；③门德尔松手法（图2-3-2）：被照护者先进食少量食物，然后咀嚼、吞咽，在吞咽的瞬间用拇指和示指顺势将喉结上推并处于最高位置，保持这种吞咽状态2~3秒，然后完成吞咽，

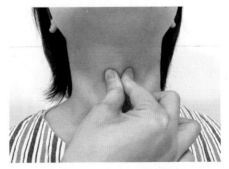

图 2-3-2　门德尔松手法

再放松呼气。

（10）整理用物和床单位：整理床单位，洗手。

（11）写记录：记录间接训练的方法及被照护者的反应等。

3. 直接训练　又称为摄食训练。是指进食时采取进食体位、食物的性状、食团入口位置、确认一口量、进食速度等措施，并注意进食前后清洁被照护者的口腔、排痰。

（1）协助摆体位：被照护者取坐位，保持躯干 90°，或取健侧 30°~60° 侧卧位，颈部和头部稍前屈，照护者位于被照护者健侧喂食。

（2）食物的性状：一般将食物分为五类，即稀流质、浓流质、糊状、半固体和固体。应根据吞咽障碍的程度及阶段按照先易后难的原则选择。如口腔准备期的食物应质地很软，易咀嚼（如菜泥、水果泥和浓汤）；口腔期的食物应有内聚力、黏性（如很软的食物和浓汤）；咽期的食物应选稠厚的液体（如果蔬泥和湿润光滑的软食），避免有碎屑和缺少内聚力的食物；食管期宜选泽软食、湿润的食物，避免高黏性和干燥的食物。易吞咽食物的特点是密度均匀、黏性适当、不易松散、通过咽和食管时易变形且很少残留在黏膜表面，临床实践中首选糊状食物。

（3）确认食团入口位置：将食物放在健侧舌的中后部或健侧颊部，用勺子向舌部施力增加感觉，以引起吞咽反射。

（4）确认一口量：一般正常人一口量具体如下：①稀液体 1~20ml；②果酱或布丁 5~7ml；③浓稠泥状食物 3~5ml；④肉团平均为 2ml。一般先以少量试之，然后酌情增加。为防止被照护者吞咽时食物误吸入气管，可结合声门上吞咽法训练，在吞咽时使声带闭合封闭喉部后再吞咽，吞咽后紧接着咳嗽，可去除残留在咽喉部的食物残渣。

（5）进食速度：为减少误吸的危险，应调整合适的进食速度，前一口吞咽完成后再进食下一口，避免两次食物重叠入口的现象。

（6）进食时间：控制在 30 分钟以内，最长不超过 40 分钟，否则易导致吞咽相关的肌肉疲劳而引发误吸。

（7）整理用物和床单位：整理床单位；查看口腔内是否有食物残留，协助清除残留的食物，如指导清嗓咳嗽；洗净餐具、注射器晾干备用；洗手。

（8）写记录：记录喂食的时间、种类、量，被照护者有无呛咳、食物残留等。

4. 代偿性训练　代偿性训练是进行吞咽时采用的姿势与方法，一般通过改变食物通过的路径和采用特定的吞咽方法使吞咽变得安全。

（1）侧方吞咽：让被照护者分别左右侧转头，做侧方吞咽，可去除梨状隐窝部的残留食物。

（2）空吞咽与交替吞咽：每次进食吞咽后反复做几次空吞咽，使食团全部咽下,然后再进食;也可以每次进食吞咽后饮极少量的水(1~2ml),既有利于诱发吞咽反射,又能去除咽部的残留食物。

(3)用力吞咽:让被照护者将舌用力向后移动,帮助食物推进通过咽腔,以增加口腔吞咽压,减少食物残留。

(4)点头样吞咽:颈部尽量前屈,状似点头,同时做空吞咽动作,去除会厌谷的残留食物。

(5)低头吞咽:以颈部尽量前屈的姿势吞咽,使会厌谷的空间扩大,并让会厌向后移位,避免食物溢漏入喉前庭,更有利于保护气道;收窄气管入口;咽后壁后移,使食物尽量离开气管入口处。

(三)操作注意事项

1. 营造安静、清洁、愉快的就餐环境,桌椅或轮椅需要适合被照护者的身高;若在床上进餐,最好配备与床同高带轮的餐桌。就餐时不要与被照护者交谈,以免分散被照护者的注意力。

2. 照护者喂食时,宜采用坐位,与被照护者保持平视,必要时给予适当的语言提示,如张口、咀嚼和吞咽等语言。

3. 培养被照护者良好的定时定量进食习惯。进餐时和进餐后30分钟内观察被照护者有无窒息、咳嗽、音质改变等征象。一旦发生窒息,立即进行急救。

4. 加强被照护者的口腔清洁,吞咽障碍者常因口唇闭合不良、咀嚼和吞咽食物困难,导致不同程度的食物残留或胃内食物反流等,使口腔舒适度与清洁度下降,易引发肺部感染,还可引起唾液减少、牙龈炎、龋齿等。

5. 做好心理护理 在进行康复训练的同时,针对被照护者不同的性格特点、文化程度和社会阅历等进行个性化的心理疏导,使其理解吞咽机制、掌握训练方法,恢复自信心,积极主动配合训练。

## 加 油 站

海姆立克急救法是由美国著名胸外科医师亨利·海姆立克教授在20世纪70年代首先创立并描述的一种能够有效解除气道异物梗阻的急救方法,其原理是突然冲击腹部(即膈肌下软组织),产生向上的压力,压迫两肺下部,迫使肺部残留空气形成一股气流进入气道,将堵住气道的异物排出。

1. 针对清醒的普通成人和年龄较大的儿童,在照护者体形较被照护者大的情况下,常采用立位腹部冲击法进行施救(图2-3-3)。

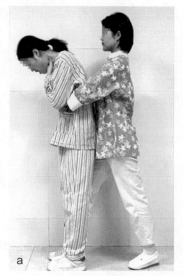
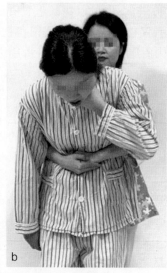

图 2-3-3　立位腹部冲击法
a. 侧面；b. 正面

（1）立位：照护者站于被照护者身后，一条腿置于被照护者两腿之间，前腿稍弯曲，后腿向后蹬，稳定重心，双臂从后方环绕被照护者的腹部。

（2）"石头、剪刀、布"（图 2-3-4）：一只手握拳（即"石头"），握拳的拇指侧置于被照护者肚脐与剑突之间（脐上两横指处，即"剪刀"）的位置，另外一只手握在第一只手上（即"布"）。使被照护者稍向前弯腰，且头部前倾，张口。

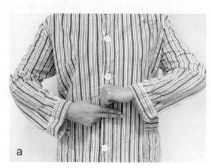
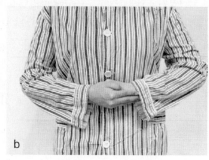

图 2-3-4　"石头""剪刀""布"
a. "石头""剪刀"；b. "布"

（3）冲击：双手迅速向后、向上冲击，向被照护者腹部加压，必要时可重复操作，直至异物排出。

2. 在照护者体形较被照护者体形小的情况下，常采用卧位腹部冲击法进行施救(图 2-3-5)。

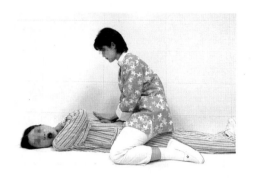

图 2-3-5　卧位腹部冲击法

(1)卧位:将被照护者调整为仰卧位,使其头偏向一侧,清除口腔异物。

(2)照护者骑跨于被照护者髋部之上,双手掌心向下,掌根重叠放在被照护者肚脐与剑突之间(脐上两横指处),指尖翘起。

(3)双手合力迅速向下、向前冲击被照护者腹部 5 次。

(4)检查被照护者口腔有无异物。如有异物,即刻取出;如没有,可重复以上操作,直至异物排出。

## 划　重　点

被照护者因疾病等原因出现吞咽障碍,保证营养和水分的摄入,预防误吸、窒息、营养不良、肺部感染等并发症是居家护理的重要部分。本单元重点描述了照护者对被照护者进行有针对性的吞咽障碍康复护养训练方法,如间歇性经口插管管饲法、间接训练、直接训练和代偿性训练等,以促进被照护者吞咽功能的恢复。

## 试　试　手

### 思考题

1. 吞咽障碍者可进行哪些代偿性训练?

2. 吞咽障碍者的直接训练包括哪些?

(熊雪红)

# 第三章
## 二便功能障碍康复护养

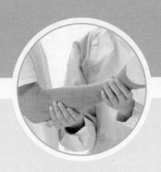

  排泄是将新陈代谢产生的废物排出体外的生理过程,是人体基本的生理需要和维持生命的必要条件。机体经皮肤、呼吸道、泌尿道及消化道排泄,而泌尿道与消化道是主要的排泄途径。

  本章内容主要介绍如何正确护理二便功能障碍者,包括失禁及潴留,指导正确的无菌导尿、清洁间歇导尿及排便姿势、盆底肌训练等内容及注意事项。通过小案例勾画现实影像,向被照护者及家属介绍排尿及排便的相关知识,说明膳食结构与饮食卫生、摄入适量液体及适宜饮食、保持情绪稳定、进行适宜运动、养成良好的排便(尿)习惯的重要性。

# 第一单元
## 如厕障碍康复护养

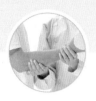

## 小 案 例

张女士,65 岁,诊断为脑梗死后遗症,经对症治疗后病情稳定。出院后意识清楚,左侧肢体肌张力及肌力正常,右侧肢体肌张力低,肌力 3~4 级,可自主翻身及体位转移,被照护者积极配合康复训练和并发症防护,日常生活活动需要部分帮助。

### 一、家庭照护面临的问题

被照护者意识清楚,出院后处于居家状态,右侧肢体肌力 3~4 级,导致不能独立完成如厕,大部分需要他人的帮助。

### 二、家庭照护应掌握的技能

1. 如厕训练是被照护者在康复过程中的常用康复方法。对于被照护者能够恢复生活自理能力具有重要意义。

2. 照护者及被照护者均需要掌握便器的正确选择、如厕的正确方法与时机、如厕的原则及注意事项。照护者能够掌握如厕的应用方法、注意事项等,在照看偏瘫肢体功能障碍者方面具有重要的指导意义。

## 跟 我 学

### 一、如厕障碍康复

由于脑血管疾病所致肢体功能障碍,造成被照护者不能进入卫生间排便,称为如厕障碍。针对如厕障碍者所采取的一系列康复训练方法、技巧及护理称为如厕障碍康复技能。

## 二、安全提示

1. 训练过程中,要注意被照护者的安全,防止摔伤。

2. 厕所内的扶手必须坚固、耐用;训练如厕动作时旁边必须有人保护被照护者;厕所地面要保持干燥且防滑。

3. 初期被照护者不能下床时,需要注意被照护者的面部表情,以及排便区域的设施情况、气味以及被照护者的排便规律,如果被照护者进食后 3~4 小时仍无排便需求,则需注意其是否有失禁或者便秘的情况。便秘者,要注意为其调整饮食结构,严重者可以使用药物,以免因排便不畅引起再次卒中的危险。

## 三、如厕康复方法

(一) 如厕的流程

1. 解释评估。

2. 用物准备。

3. 如厕康复方法训练。

4. 注意事项。

(二) 如厕评估

1. 一般评估

(1) 身体方面:掌握被照护者的整体情况:①了解一般状况;②了解病史及既往史;③掌握肢体功能及感觉状况;④掌握坐位、立位平衡情况;⑤掌握认知状况;⑥掌握意识、情绪、精神状况。

(2) 环境:保持如厕环境安静、整洁、光线明亮,屏风遮挡以保护被照护者的隐私。

(3) 心理:掌握被照护者的心理状况及社会角色。

(4) 社会健康问题:掌握被照护者就医状况、经济状况及家庭成员状况。

2. 如厕评估

(1) 教会被照护者自己操作轮椅。

(2) 根据被照护者的病情和需要进行卫生间环境改造,适宜被照护者自行如厕。

(3) 厕所构造应无障碍,地面防滑、门宽能进出轮椅;安置坐便椅,两旁有扶手及呼叫装置。

(三) 如厕康复方法

被照护者条件:生命体征平稳;具有一定的认知;能保持坐位平衡和立位平衡;至少一侧肢体具备基本的活动能力,有一定的协调能力和控制能力。

物品准备：根据被照护者的病情和喜好选择轮椅，照护者在必要时给予适当的参考意见，使被照护者用上自己喜欢的轮椅独立生活。对于瘫痪者，如厕可通过使用便盆、坐便椅和如厕转移来完成。教会被照护者床 - 坐便椅、轮椅 - 坐厕转移方法。

如厕方法

（1）床 - 坐便椅：步骤如图 3-1-1。

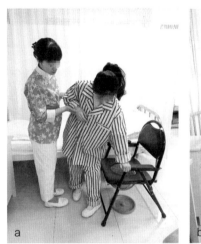
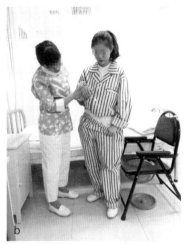
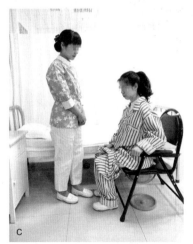

图 3-1-1　床 - 坐便器转移操作步骤

a. 单人协助站起并转移至坐便器；b. 被照护者利用健
手褪去裤子；c. 被照护者坐于坐便器

1）照护者将坐便椅放在被照护者健侧，与床成 30°~45°，打开坐便椅盖。

2）被照护者取坐位,双脚踏地与肩同宽。

3）照护者站至被照护者患侧,轻轻扶住被照护者患侧上肢,被照护者保持平衡,慢慢站起。

4）被照护者健侧手扶坐便椅远侧扶手,同时以健侧腿为轴转移,保持平衡并缓慢站立。

5）被照护者自行褪去裤子至大腿中部。

6）被照护者坐至坐便椅上如厕。

7）便完后被照护者用厕纸完成拭净动作,提好裤子再转至坐便椅。

8）坐便椅 - 床相反程序转移。

（2）轮椅 - 坐厕:步骤如图 3-1-2。

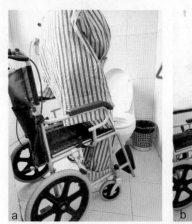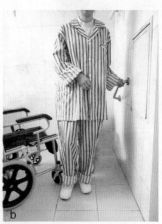
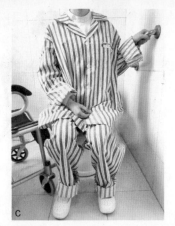

图 3-1-2　轮椅 - 坐厕转移操作步骤

a.被照护者健手扶轮椅扶手站起;b.以健腿为轴
转移至坐厕;c.健手褪去裤子并坐于坐厕

1）轮椅斜放，关闭轮椅手闸。

2）被照护者健侧靠近坐厕，足移至侧边。

3）用健侧手支撑轮椅扶手，躯干前倾。

4）用健侧腿支撑从轮椅站起。

5）站立后转动两足至坐厕前。

6）将裤子褪下并坐在坐厕上。

7）被照护者便完后用厕纸完成拭净动作并按冲水按钮冲净坐厕。

8）坐厕 - 轮椅相反程序转移。

（四）如厕康复训练注意事项

1. 被照护者自己操作轮椅时，要掌握轮椅操作要领，坐姿正确、保持平稳、注意安全。在使用轮椅转移的过程中，注意检查轮椅的安全性能，刹好轮椅手闸。

2. 转移时的空间要充足　在床和轮椅之间转移时，轮椅放置的位置要适当（缩短距离及减小转换方向），去除转移过程中不必要的物件。

3. 互相转移时，两个平面之间的高度尽可能一致且靠近，两个平面的物体应稳定，如轮椅转移时必须先制动，使轮椅处于最稳定的状态。

4. 转移时应注意安全，避免磕碰到肢体、臀部、踝部的皮肤，帮助被照护者穿着合适的鞋、袜、裤子，以防跌倒。

5. 被照护者和照护者应采用较大的站立支撑面，以保证转移动作的稳定，照护者在被照护者的重心附近进行协助，要注意转移的正确姿势。

## 加　油　站

### 指导被照护者正确使用轮椅

1. 检查安全带　将被照护者推到空旷一点儿的地方，将轮椅制动，向被照护者解释安全措施：坐在轮椅上时身体尽量端正，臀部尽量靠近椅背，双手手肘自然屈曲放置于扶手上，双膝自然屈曲，脚背平行放置，双脚的距离应与骨盆同宽。

2. 减压训练　当被照护者坐在轮椅上时，需要 15~20 分钟减压一次，用双手的力量支持，使臀部抬离坐垫进行减压。当身体无法支撑时，可以使一侧身体侧倾，交替抬高一侧臀部进行减压。

3. 方向训练　当被照护者需要前行时，双手握住轮环的后侧，肘关节屈曲，身体前倾，用手的力量带动轮椅前行；当被照护者需要后退时，动作相反，双手握住轮环的前侧,身体微微前倾,用手的力量带动轮椅后退;当被照护者需要向左侧转时,左手置于左侧轮环的后侧固定,右手抓住右侧轮环的后侧推进轮椅(转一圈);当被照护者需要向右侧转身时,右手置于右侧轮环的后侧固定,左手抓住左侧轮环的后侧推进轮椅(转一圈),注意及时制动。

4. 坐垫及速度　被照护者自己操作轮椅时,应注意选用合适的坐垫,要掌握轮椅的操作要领,坐姿正确,保持平稳。照护者使用轮椅要注意被照护者的体位是否正确,并注意行进速度宜缓慢,注意安全。

## 划 重 点

被照护者因脑血管疾病造成一侧肢体功能障碍,表现为不能完成日常如厕动作,需要他人的照顾,故保证被照护者能完成日常如厕是照护者必备的技能。本单元内容重点描述了床-坐便椅、轮椅-坐厕如厕照护训练的要点,期望通过本单元内容的学习,照护者能够掌握两种如厕方式的应用方法及注意事项,这些在照看一侧功能障碍者生活自理方面具有重要的指导意义。

## 试 试 手

### 思考题

1. 长期使用轮椅的注意事项有哪些?
2. 如厕康复训练的注意事项有哪些?

(孙素娟　闫冬蕊)

# 第二单元
## 排尿障碍康复护养

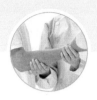

## 小 案 例

张先生,30岁,5个月前患急性脑脊髓膜炎,目前病情稳定,双下肢无力,排尿困难,二便失禁,肛周皮肤红肿。尿流动力学检查最大尿流率为7.8ml/s,残余尿150ml,膀胱顺应性正常,稳定性下降,充盈85ml后潴留期逼尿肌出现多次无抑制性收缩伴急迫漏尿,膀胱充盈350ml漏尿200ml,排尿期压力-流率测定提示膀胱收缩无力、肛门括约肌松弛。

### 一、家庭照护面临的问题

被照护者意识清楚,出院后处于居家状态,照护者需正确指导被照护者实施自我清洁间歇导尿,协助被照护者进行清洁导尿及膀胱功能康复训练。

### 二、家庭照护应掌握的技能

1. 膀胱功能康复训练是根据学习理论和条件反射原理,通过被照护者的主观意识活动或功能锻炼改善膀胱的储尿和排尿功能,从而部分恢复下尿路功能,减少下尿路功能障碍对机体的损害。

2. 照护者及被照护者均需要掌握正确的导尿原则与时机、导尿及膀胱功能康复训练的方法、清洁间歇导尿的注意点。照护者能够掌握导尿及膀胱功能康复训练的应用方法和注意事项,对照看截瘫肢体功能障碍伴排尿障碍的被照护者具有重要的指导意义。

# 跟 我 学

## 一、排尿障碍康复

广义的排尿功能障碍性疾病指各种原因引起的排尿异常,以尿失禁、尿潴留、尿频、尿急、排尿困难等为主要症状。狭义的排尿功能障碍性疾病主要指下尿路功能异常所致储尿／排尿功能障碍。由于排尿受到精神、神经、肾功能、内分泌、代谢以及包括肾脏、膀胱、尿道等在内的各种因素的影响,导致病因复杂、诊治困难。排尿障碍康复技能是指通过排尿功能训练,合理有效地制订饮水计划、排尿计划等以改善膀胱功能,减少并发症的康复技能。

## 二、安全提示

1. 根据被照护者的病情、精神状态、生命体征的变化及排尿功能障碍情况,选择合理的排尿方式,如自排尿、清洁间歇导尿等。

2. 照护者根据患者的情况选择适宜的膀胱功能康复训练,包括习惯训练、延时训练、排尿意识训练、反射性排尿训练、代偿性排尿训练、盆底肌训练等。

## 三、排尿康复方法

(一)排尿障碍康复方法流程

1. 解释评估。

2. 准备用物。

3. 康复方法训练。

4. 注意事项。

(二)排尿的评估

1. 一般评估

(1)身体方面:掌握被照护者的整体情况,包括:①了解一般状况;②了解病史及既往史;③掌握肢体功能及感觉状况;④掌握认知状况;⑤掌握意识、情绪、精神状况。

(2)心理:掌握被照护者的心理状况及社会角色。

(3)社会健康问题:掌握被照护者的就医状况、经济状况及家庭成员状况。

2. 排尿评估

(1)评估被照护者有无影响排尿的因素,如心理因素、不良的排尿习惯、中枢神经系统疾病、泌尿系统结石和肿瘤、外科手术史、外科检查史以及是否使用影响排尿的药物等。评估被照护者的排尿活动、膀胱功能和分型,制订具体的训练计划。

(2)膀胱功能康复训练是根据学习理论和条件反射原理,通过被照护者的主观意识活动或功能锻炼改善膀胱的储尿和排尿功能,从而部分恢复下尿路功能,减少下尿路功能障碍对机体的损害。

(三) 排尿康复方法

1. 习惯训练　习惯训练是根据被照护者的排尿规律安排如厕时间的方法。

2. 延时排尿训练

(1)对于因膀胱逼尿肌过度活跃而产生尿急症状和反射性尿失禁的被照护者,可采用此法。

(2)部分被照护者在逼尿肌不稳定收缩启动前可感觉尿急,并能收缩括约肌阻断尿流出现,最终中断逼尿肌的收缩,目标为形成 3~4 小时的排尿周期,无尿失禁。

3. 排尿意识训练(图 3-2-1)

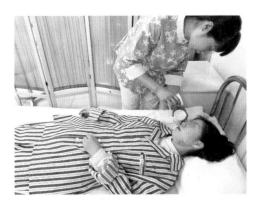

图 3-2-1　排尿意识训练

(1)适用于留置尿管者。

(2)每次放尿前 5 分钟,被照护者平卧,指导其全身放松,并让被照护者听流水声,想象自己在卫生间排尿,然后缓慢放尿。

(3)想象过程中,强调被照护者利用全部感觉,开始可由照护者指导,当被照护者掌握正确的方法后由被照护者自己训练,照护者每天督促,询问训练情况。

4. 反射性排尿训练（图 3-2-2）

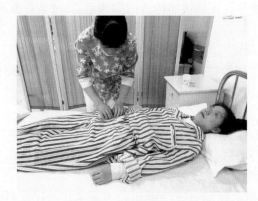

图 3-2-2　反射性排尿训练

（1）适用于逼尿肌括约肌功能协调的脊髓损伤者。

（2）在导尿前半小时，照护者通过寻找扳机点，如轻轻叩击耻骨上区或大腿上 1/3 内侧、牵拉阴毛、挤压阴蒂（茎）或用手指牵张肛门诱发膀胱反射性收缩，产生排尿。

5. 盆底肌训练（图 3-2-3）

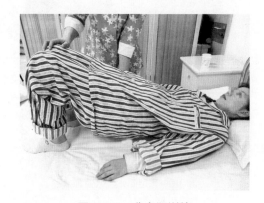

图 3-2-3　盆底肌训练

（1）适用于盆底肌尚有收缩功能的尿失禁者。

（2）照护者确定被照护者的尿失禁类型及配合程度。

（3）告知被照护者及家属盆底肌训练的目的和方法，指导被照护者配合。

（4）被照护者在不收缩下肢、腹部及臀部肌肉的情况下自主收缩盆底肌肉（会阴及肛门括约肌），每次收缩维持 5~10 秒，重复做 10~20 次，每天 3 组。

（5）被照护者可以坐在马桶上，两腿分开，开始排尿，中途有意识地收缩盆底肌肉使尿流中断,如此反复排尿、止尿,重复多次,使盆底肌得到锻炼。

（四）排尿康复指导注意事项

1. 排尿习惯训练注意事项

（1）排尿间隔时间:①如果 24 小时内尿失禁超过 2 次,将排尿间隔时间减少半小时;②如果 24 小时内尿失禁不超过 2 次,保持排尿间隔时间不变;③如果 48 小时内未出现尿失禁,将排尿间隔时间增加半小时,直至达到 4 小时排尿一次的理想状态。

（2）防止膀胱过度充盈:避免短时间内大量饮水,做到逐步均匀摄入,以防止膀胱过度充盈。

2. 盆底肌训练注意事项　被照护者配合训练,反复收缩盆底肌群,增加支持尿道、膀胱、子宫和直肠的盆底肌肉力量,以恢复控尿功能。

3. 不适宜对逼尿肌 - 括约肌不协同型膀胱进行训练,要避免因训练方法不当而引起尿液反流造成肾积水。痉挛型膀胱训练时要观察有无自主神经反射亢进的临床表现,并及时处理。

## 四、间歇导尿方法

（一）间歇导尿的流程

1. 解释评估。

2. 用物准备。

3. 间歇导尿方法训练。

4. 注意事项。

（二）间歇导尿的评估

1. 一般评估

（1）身体方面:掌握被照护者的整体情况,包括:①了解一般状况;②了解病史及既往史;③掌握肢体功能及感觉状况;④掌握认知状况;⑤掌握意识、情绪、精神状况。

（2）心理:掌握被照护者的心理状况及社会角色。

（3）社会健康问题:掌握被照护者的就医状况、经济状况及家庭成员状况。

2. 间歇导尿评估　评估被照护者的饮水和排尿情况,既往排尿问题、膀胱充盈度、会阴部皮肤、心理状况、知识水平、配合程度等。在全面评估被照护者排尿情况的基础上制订饮水计划,确定间歇排尿频次和时间表。

（三）间歇导尿方法

被照护者条件:生命体征平稳;具有一定的认知;具备坐位平衡;上肢具备基本的活动能力。

物品准备:口罩、手套、导尿管（导尿包）、热水、肥皂 / 洗手液、消毒湿巾、干毛巾、集尿器。

　　清洁间歇导尿(图 3-2-4):是在清洁条件下实施的间歇导尿方法。清洁的定义是所用的导尿物品清洁、干净,会阴部及尿道口用清水清洗干净,无须消毒,插管前使用肥皂或者洗手液洗净双手即可,不需要执行无菌操作。间歇导尿可使膀胱规律性充盈与排空,接近生理状态,防止膀胱过度充盈。规律排出残余尿量,减少泌尿系统和生殖系统感染。使膀胱间歇性扩张,有利于保持膀胱容量和恢复膀胱的收缩功能。

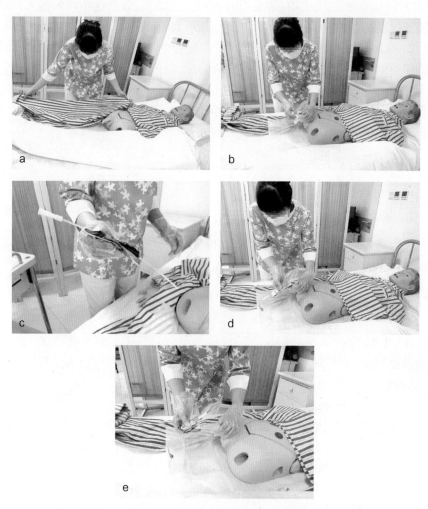

图 3-2-4　清洁间歇导尿操作步骤

a. 照护者褪去被照护者对侧裤腿;b. 照护者用湿巾清洁会阴部;c. 照护者手持导尿管;d. 照护者将导尿管插入膀胱;e. 导尿结束后将尿管平行反折拔出

步骤

(1)协助被照护者取舒适体位,保护被照护者隐私,放置集尿器。

(2)被照护者通常取半卧位或坐位,脱下一侧裤管,将两腿分开(女性双腿分开,双膝屈曲,足底对足底)。

(3)照护者按照七步洗手法清洁双手,用纸巾擦干。

(4)导尿管的润滑和使用:如使用需要水化的亲水涂层导尿管,打开包装灌入生理盐水后,将包装袋悬挂于患者床旁或治疗车旁待用。如使用预润滑的即取即用型亲水导尿管,将包装袋直接悬挂于患者床旁即可。

(5)清洗会阴部:清洗被照护者的尿道口和会阴,暴露尿道口,用消毒湿巾或蘸取生理盐水大头棉签擦拭尿道口及周围皮肤。

(6)照护者再次洗手。

(7)采用零接触的方式插入导尿管。女性被照护者每次插入 2~3cm,见到尿液开始流出后再插入 1~2cm;男性被照护者提起阴茎,使其与腹部成 45°,慢慢将导尿管插入尿道口,插入 18~20cm 后,再插入 2~3cm。确保导尿管已完全进入膀胱中。

(8)当尿液停止流出时,可以将导尿管抽出 1cm,确定是否仍有尿液流出,然后将导尿管慢慢拉出,如发现仍有尿液流出,应稍做停留,如无尿液再流出时,将导尿管末端反折并缓慢拔出,丢弃至医疗废弃物中。用湿纸巾擦拭被照护者尿道口周围皮肤。

(9)照护者再次洗手。

(10)记录导尿时间以及尿液颜色、性质、量。

(四)间歇导尿注意事项

1. 切忌待被照护者尿急时才排放尿液。

2. 如在导尿过程中遇到障碍,应先暂停 5~10 秒并将导尿管拔出 3cm,然后再缓慢插入。

3. 拔出导尿管时若遇到阻力,可能是尿道痉挛所致,应等待 5~10 分钟再拔管。

4. 阴道填塞会影响导尿管的插入,因此女性在导尿前应去除阴道填塞物。

5. 插尿管时宜动作轻柔,特别是男性被照护者,切忌用力过快过猛致尿道黏膜损伤。

6. 如遇下列情况应及时报告处理:出现血尿;尿管插入或拔出失败;插入导尿管时被照护者出现疼痛加重并难以忍受;泌尿道感染、尿痛;尿液混浊、有沉淀物、有异味;下腹或背部疼痛,有烧灼感等。

7. 每次导尿情况需要记录在专用的排尿记录表上。

8. 膀胱容量足够、膀胱内压应低于 40cmH$_2$O。在进行间歇导尿前 1~2 天，教会被照护者按计划饮水，24 小时内均衡地摄入水分。

附：由于被照护者的饮水量或进食量会直接影响其排尿的次数及容量，甚至会影响膀胱功能及肾功能等，所以正确的饮水计划至关重要。

（1）间歇导尿期间饮用足量的液体，确保尿液恒定，不同被照护者所需液体量不尽相同，视被照护者体重［25~35ml/（kg·d）］、液体丢失量、循环与肾功能而定，饮水量一般在 1 500~2 000ml，于 6：00~20：00 平均分配饮水量，每次不超过 400ml，入睡前 3 小时尽量避免饮水，可将饮水计划表放置于床边，以便被照护者及家属参考。

可供参考的一日饮水计划如下。

早餐：400ml 水分

早餐后午餐前：200ml 水分

午餐：400ml 水分

午餐后晚餐前：200ml 水分

晚餐：400ml 水分

晚 8 点：200ml 水分

如进食水果或汤类、流质饮食，则应相应减少饮水量。

（2）应特别注意被照护者有无脱水或意识模糊等情况，脱水会使尿液浓缩，加重对膀胱黏膜的刺激，导致尿频或尿急等症状。

（3）交代被照护者尽量避免饮用茶、咖啡、酒精等利尿性饮品，尽量避免摄入酸、辣等刺激性食物。

（4）被照护者口服抑制膀胱痉挛的药物时会发生口干，交代被照护者不要因此而大量饮水，应间断少量饮水，湿润口腔即可。

（5）进食或进饮后，应及时、准确地记录水分摄入量，每天的进出量须保持平衡，如未能达到目标，需根据情况进行适当调整。

## 加 油 站

膀胱内尿液不能受意识控制而随时流出称尿失禁，可分为：①真性尿失禁：为尿道括约肌损伤或神经功能失常所致；②充盈性尿失禁：膀胱内积有大量尿液，当膀胱压力超过尿道阻力时出现；③压力性尿失禁：见于老年女性，当咳嗽、打喷嚏、提举重物等造成腹内压增加时出现。应根据不同病情，采取相应的护理措施。因尿失禁而留置导尿管，须保持会阴部清洁、干燥。保持引流通畅，避免导尿管受压、扭曲、堵塞；被照护者翻身及进行床上功能锻炼时应妥善安置导尿管及集尿袋,以防导尿管脱出。保持尿道口清洁:女性被照护者每天用消毒液棉球擦洗外阴和阴道口,男性被照护者擦洗尿道口、龟头及包皮,每天1~2次。每天定时更换集尿袋,及时倾倒尿液,并记录尿量。集尿袋位置应低于耻骨联合,防止尿液反流。每周更换尿管一次,防止逆行感染和尿盐沉积堵塞管腔。鼓励被照护者多饮水,发现异常应及时报告照护者。

## 划　重　点

如何正确护理排尿障碍者是照护者的必备知识之一,本单元着重描述了排尿障碍护理的要点,期望通过本单元内容的学习,照护者能够掌握饮水计划及清洁间歇导尿的应用方法、注意事项等,在照看排尿功能障碍患者方面具有重要的指导意义。

## 试　试　手

### 思考题

1. 何为间歇导尿?
2. 间歇导尿的目的是什么?

（孙素娟　闫冬蕊）

# 第三单元
## 排便障碍康复护养

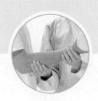

张先生,38 岁,因"双下肢活动不能伴大小便障碍"入院。体格检查:双上肢主要肌群肌力正常,双下肢主要肌群肌力 0 级。$T_7$~$T_8$ 平面感觉减退,$T_9$ 以下感觉消失,球肛门反射(+),指检肛门括约肌紧张,不能主动放松。日常生活活动(ADL)能力(BI)评分 50 分。诊断:脊髓损伤,神经源性直肠。

### 一、家庭照护面临的问题

被照护者意识清楚,出院后处于居家状态,被照护者需要在照护者指导下使用促进排便的方法,协助被照护者恢复肠道功能。

### 二、家庭照护应掌握的技能

1. 排便是机体将新陈代谢的产物排出体外的过程,是人体基本的生理需要之一。排便功能发生障碍会导致被照护者出现各种不适,甚至引起全身疾病。

2. 照护者运用与排便有关的护理知识和技能,帮助并指导被照护者维持和恢复正常的排便状态,满足其排便的需要,使之获得最佳的健康和舒适状态。

### 一、排便障碍康复

排便障碍大多数是由神经源性直肠所致。神经源性直肠康复训练是针对神经系统损伤或疾病导致神经功能异常而引起直肠排便机制发生障碍的恢复性康复治疗措施。通过训练指导被照护者选择适合自身排便的时间、体位、方式和不随意使用缓泻剂及灌肠等方法,形成规律的排便习惯。与排便有关的神经损伤后,排便中枢与高级中枢联系中断,缺乏胃结肠反射,使肠蠕动减慢,肠内容物水分吸收过多,最后导致排便障碍,称为神经源性直肠,是脊髓损伤较为突出的并发症。

排便障碍康复的目的是降低患者便秘或大便失禁的发生率,减少对药物的依赖性,帮助被照护者建立胃结肠反射、直结肠反射、直肠肛门反射,使大部分被照护者在厕所、便器上利用重力和自然排便机制独立完成排便,在社会活动时间内能控制排便。

## 二、安全提示

1. 根据被照护者的病情、精神状态、生命体征变化及排便功能障碍情况,合理进行排便康复护养,防止发生便秘。

2. 被照护者身上有各种管路,如尿管、胃管、胃造瘘等或皮肤损伤,需要变换体位时,一定要妥善地做好固定。

3. 进行训练的过程中,以被照护者耐受为宜,避免过度疲劳。

4. 定时评估排便情况和肠道康复训练效果,并记录排便情况。发现异常现象及时处理和报告。

## 三、排便康复方法

(一) 排便康复的流程

1. 评估解释。

2. 环境准备。

3. 确定训练方法。

4. 实施训练。

5. 观察及记录。

(二) 排便的评估

1. 一般评估

(1) 身体方面:掌握被照护者的整体情况,包括:①了解一般状况;②了解病史及既往史;③掌握肢体功能及感觉状况;④掌握认知状况;⑤掌握意识、情绪、精神状况。

(2) 心理:掌握被照护者的心理状况及社会角色。

(3) 社会健康问题:掌握被照护者的就医状况、经济状况及家庭成员状况。

2. 环境评估

(1) 评估被照护者是否适宜进行肠道康复训练,腹部、肛门部手术后 3 天内、极度虚弱者避免进行排便功能训练。心肌梗死、动脉瘤患者进行肠道康复训练时禁止用力排便。

（2）环境：要求环境安静、私密，避开进餐时间。

（三）排便障碍康复方法

被照护者条件：被照护者意识清醒、生命体征平稳；具有一定的认知，可配合照护者作出相关训练动作。

物品准备：根据被照护者的病情，选择合适的康复训练动作，准备相关物品。排便训练为徒手康复操作，准备物品相对较少，包括一次性手套、灌肠器、甘油灌肠剂等。

1. 促进直结肠反射的建立　步骤如图 3-3-1。

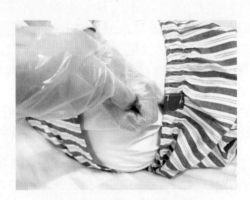

图 3-3-1　促进直结肠反射的建立

（1）照护者示指或中指戴手套。

（2）照护者戴手套涂润滑油后缓缓插入直肠，在不损伤直肠黏膜的前提下，沿直肠壁做环形运动并缓慢牵伸肛管，诱导排便反射。

（3）每次刺激时间持续 1 分钟，间隔 2 分钟后可以再次进行。

2. 排便体位　步骤如图 3-3-2。

（1）被照护者排便常采用可以使肛门直肠角增大的体位，即蹲位或坐位，借助重力和增加腹压的方式使大便易于排出，有利于提高被照护者的自尊，减轻其心脏负担，同时护理工作量。

（2）被照护者若不能取蹲位或坐位，则以左侧卧位较好。

3. 腹部按摩　步骤如图 3-3-3。

（1）照护者训练被照护者排便时，用单手或双手示指、中指和无名指自右沿结肠解剖位置向左做环形按摩。

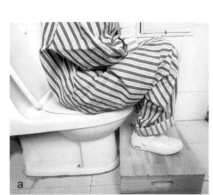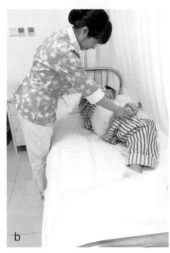

图 3-3-2　排便体位操作步骤

a. 被照护者脚踩脚踏板；b. 被照护者左侧卧位

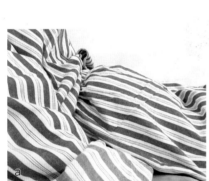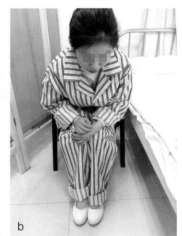

图 3-3-3　指导被照护者增强腹肌运动操作步骤

a. 被照护者采取斜坡卧位；b. 被照护者身体前倾，下腹部用力

（2）照护者从盲肠部开始，依结肠蠕动方向，经升结肠、横结肠、降结肠、乙状结肠做环形按摩，或在乙状结肠部由近心端向远心端做环形按摩。

（3）每次 5~10 分钟，每天 2 次。

4. 增强腹肌运动　步骤如图 3-3-3。

（1）被照护者坐于坐厕，卧床者取斜坡位。

（2）照护者嘱被照护者深吸气，往下腹部用力，做排便动作。

5. 盆底部肌肉运动　步骤如图 3-3-4。

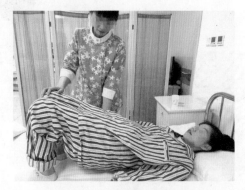

图 3-3-4　盆底部肌肉运动

（1）照护者站立于被照护者左侧，双手轻轻扶住被照护者的臀部及膝部。

（2）被照护者平卧，双下肢并拢，双膝屈曲稍分开。

（3）轻抬臀部，缩肛、提肛 10~20 次，每天练习 4~6 次。

6. 灌肠　步骤如图 3-3-5。

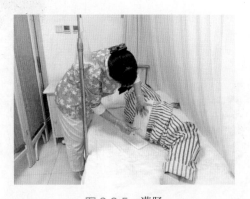

图 3-3-5　灌肠

（1）照护者备齐用物（一次性灌肠器、一次性手套、甘油灌肠剂），同时遮挡屏风。

（2）被照护者取左侧卧位，双膝屈曲，露出臀部，于臀下垫尿垫。

（3）照护者将灌肠液置于架上，液面距肛门 40~60cm。

（4）照护者润滑肛管并排气，夹紧肛管。

（5）照护者将肛管轻轻插入被照护者的肛门至直肠（成人 7~10cm，儿童 4~7cm）。松开夹子，使溶液缓慢灌入。

（6）照护者观察液体灌入情况，如灌入受阻，可稍移动肛管；有便意时，适当放低灌肠液，并嘱被照护者深呼吸。

(7) 液体全部灌入后夹紧肛管,用卫生纸包住肛管拔出,擦净肛门。

(四) 排便障碍康复指导注意事项

1. 膳食纤维对神经源性肠道功能的促进作用　评估纤维饮食对粪便黏稠度和排便频率的影响,最初每天饮食中膳食纤维的含量不应少于 15g。合理安排饮食,增加水分和膳食纤维含量高的食物摄入,减少高脂肪、高蛋白食物的大量摄入,病情允许时每日液体摄入量不少于 2 000ml。

2. 手指直肠刺激易引发自主神经过反射,要注意监测患者的血压和生命体征变化。

3. 经常性的灌肠会增加痔疮的发生率,还可能导致被照护者对灌肠的依赖、肠穿孔、结肠炎、电解质紊乱等不良反应。要注意观察被照护者的生命体征,预防并发症的发生。被照护者存在急腹症、消化道出血、妊娠、严重心血管疾病等情况时不宜灌肠。

4. 指导被照护者定时排便　根据被照护者既往的习惯,安排排便时间,养成每日定时排便的习惯,通过训练逐步建立排便反射,也可在每日早餐后 30 分钟内进行排便活动。

5. 肠道康复护养训练禁忌证　严重损伤和感染、意识不清或不能配合、伴有全身感染或免疫力极度低下、有显著出血倾向。

# 加　油　站

一、弛缓性大肠

1. 以手指协助排便(以手指由外向内挖出),但不做直肠刺激。

2. 皮肤护理　保持床单、被服干净整洁,保证肛周、臀部皮肤清洁干燥,防止破损。如出现肛周皮肤发红,可涂氧化锌软膏。

3. 饮食指导　清淡、规律饮食,禁烟、酒,避免进食导致大便松散的食物,如辛辣食物及含膳食纤维较多的食物。

4. 肠道功能训练　盆底肌训练和腹肌训练。

二、盆底肌训练

1. 盆底肌训练,每日练习 4~6 组,每组 10~20 次。

2. 仅适用于骶尾部尚存有感觉的情况。

3. 如下肢肌力 <3 级,应由两人同时为被照护者训练,一人抬臀,一人扶住双腿。

## 划 重 点

如何正确使用排便功能障碍康复护养方法是实施照护的必备知识之一。本单元着重描述了排便功能障碍康复护养方法中神经源性直肠的指导训练技术,期望通过本单元内容的学习,照护者能够掌握神经源性直肠的指导训练技术应用方法、注意事项等,对促进被照护者肠道功能恢复具有重要的指导意义。

## 试 试 手

**思考题**

1. 肠道康复护养的禁忌证有哪些?
2. 排便障碍康复的注意事项有哪些?

(孙素娟　闫冬蕊)

# 第四章
## 卧床体位康复护养

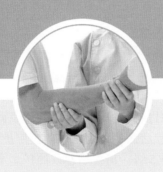

　　对于因疾病卧床的被照护者而言,摆放正确的体位非常重要,直接影响到疾病的恢复与被照护者的生活质量。

　　本章涉及的常见床上体位有良肢位、功能位和骨科体位。良肢位摆放是脑卒中早期抗痉挛的重要措施之一,良肢位(又称抗痉挛体位)是有效防止上肢屈肌、下肢伸肌的典型痉挛模式。正确的良肢位摆放能够修复受损的运动神经元并促进其功能恢复。在脑卒中偏瘫被照护者早期康复过程中具有积极的作用,是偏瘫被照护者康复的基础,也是降低致残率的重要措施。功能位摆放是当肢体处于某个位置能够很快地作出不同动作的体位,能使肢体发挥最大功能,是有指征的、灵活的,但以发挥功能为主。因此,肢体受伤后骨折一般需要固定在功能位置,它是根据该部位功能的需要而综合考虑确定的一种位置。正确、安全地进行功能位摆放是骨科疾病被照护者的基本需求。骨折体位由于疾病的特殊性及治疗需要等因素,被照护者常常需要采取被动体位。在康复治疗中,根据被照护者不同骨折部位和功能障碍的特点,采用不同的骨折体位,以利于恢复功能、预防或减轻畸形的出现、保持躯干和肢体的功能状态、预防并发症及继发性损害的发生。

# 第一单元
## 良肢位摆放

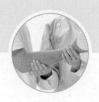

王先生,72 岁。1 个月前突发头晕、右侧肢体及面部麻木无力,急送医院,诊断为脑梗死,经对症治疗后病情稳定。目前被照护者意识清楚,右侧肢体偏瘫,肌力 1~2 级,左侧肌力 5 级。出院后建议照护者掌握皮肤护理、肌力观察、良肢位摆放的知识和技术。

### 一、家庭照护面临的问题

被照护者意识清楚,出院后处于居家状态,右侧肢体偏瘫,肌力 1~2 级,存在延续照护问题。

1. 不能自行更换体位。
2. 长期卧床易发生压力性损伤。

### 二、家庭照护应掌握的技能

1. 照护者简单掌握肌肉的肌力(医学上称为肌力分级)。
2. 对被照护者进行良肢位摆放训练。
3. 皮肤压力性损伤评估。

### 一、良肢位摆放

指被照护者根据治疗、护理以及康复的需要所采取并能保持的身体姿势和位置,多用于脑损伤康复护养中,是为了防止或针对痉挛姿势,保护肩关节及早期诱发分离运动而设计的一种治疗体位。能抑制上肢屈肌和下肢伸肌的典型痉挛模式,俗称提篮画圈姿势,有利于被照护者恢复正常的运动模式。

目的:预防或减轻痉挛和畸形的出现;保持躯干和肢体功能状态;预防并发症及继发性损伤的发生。

适用于:因发育障碍、疾病或创伤而导致躯体残疾的被照护者和长期卧床的被照护者。

二、安全提示

1. 了解被照护者的病情、精神状态、肢体肌力等情况,合理地进行良肢位摆放。在进行摆放肢体过程中,注意被照护者的安全,避免发生坠床。

2. 合理摆放体位可最大程度地缓解皮肤受压情况,辅助应用局部或全身减压工具可增加皮肤受力面积,对于预防压力性损伤具有至关重要的作用。

3. 被照护者进行翻身、起床、穿衣等体位改变或肢体活动时,应注意肢体位置的正确摆放,防止患侧肢体在无任何支撑的情况下随意摆放,引起肌肉牵拉和损伤关节。照护者应随时指导并监督被照护者及家属并注意保持患侧肢体始终处于良肢位。

三、良肢位摆放方法

(一) 良肢位摆放前的评估

1. 一般评估

(1) 身体方面:掌握被照护者的整体情况,包括:①了解一般状况;②详细掌握病史及既往史;③掌握意识、情绪、精神状况;④掌握皮肤状况。

(2) 心理:掌握被照护者的心理状况及社会角色。

(3) 社会健康问题:掌握被照护者的就医状况、经济状况及家庭成员状况。

2. 肌力的分级评估　肌力是受试者主动运动时肌肉产生的收缩力。检查肌力主要有两种方式:①嘱被照护者随意运动各关节,观察其活动的速度、幅度和耐久度,并施以阻力与其对抗,测试肌力大小;②让被照护者维持某种姿势,检查者施力使其改变,判断肌力强弱。检查肌力时应左右对比,不同个体肌肉力量的强弱差别较大,两侧对比较为客观,也有利于发现程度较轻的一侧肢体或局部肌群肌力减退。肢体肌力左右对比时应考虑右利或左利的影响,两侧肢体(特别是上肢)肌力强弱存在正常差异。通过肌力的分级检查,能够让照护者及时了解被照护者的肌力变化。常用测量方法:肌力分级采用0~5级的6级肌力记录法(表4-1-1)。

表 4-1-1    不同肌力的临床表现

| 肌力的分级 | 临床表现 |
| --- | --- |
| 0 级 | 肌肉无任何收缩现象(完全软瘫) |
| 1 级 | 肌肉可轻微收缩,但仅在触摸肌肉时才能感觉到所引起的关节活动 |
| 2 级 | 肌肉收缩可引起关节活动,但不能对抗重力,肢体不能抬离床面 |
| 3 级 | 肢体能抬离床面,但不能对抗阻力 |
| 4 级 | 能做对抗阻力的活动,但较正常差 |
| 5 级 | 正常肌力 |

# 肌力分级小口诀

0级肌力零收缩,即无力量也不动。
1级肌力微收缩,关节不动触可知。
2级肌力动关节,若无自重动全周。
3级肌力抗自重,活动不可加阻力。
4级肌力为良好,有限阻力动自如。
5级肌力属正常,充分抗阻无症状。

3. 皮肤评估　每次更换良肢位时,照护者应严格、细致地观察被照护者的局部皮肤情况,避免发生压力性损伤。教会被照护者及其照护者鉴别正常皮肤与压力性损伤皮肤的区别,以及相关的压力性损伤的护理措施(表4-1-2)。

表 4-1-2    压力性损伤的分期及临床表现

| 压力性损伤的分期 | 临床表现 |
| --- | --- |
| 1 期压力性损伤 | 皮肤完整,出现指压不变白的红斑,局部皮肤颜色、温度、硬度发生变化 |
| 2 期压力性损伤 | 部分皮层缺失伴真皮层暴露,但未暴露脂肪层或更深的组织;可表现为完整的或破溃的浆液性水疱;或表现为浅表的粉红色或红色开放性溃疡,未形成肉芽组织、腐肉、焦痂 |
| 3 期压力性损伤 | 全层皮肤缺损;可见皮下脂肪,但未暴露筋膜、肌肉、肌腱、韧带、骨骼;常伴有肉芽组织、伤口边缘内卷形成,可有腐肉、焦痂、窦道、潜行形成 |

续表

| 压力性损伤的分期 | 临床表现 |
|---|---|
| 4期压力性损伤 | 全层皮肤和组织缺失；伴有筋膜、肌肉、肌腱、韧带、软骨或骨骼暴露；常伴有肉芽组织、伤口边缘内卷形成，可有腐肉和焦痂，伴有窦道、潜行；可引发骨髓炎 |
| 不可分期压力性损伤 | 全层皮肤和组织缺失，损伤程度被掩盖；伤口由于被腐肉、焦痂掩盖，不能确定组织缺失程度；当去除腐肉、焦痂时，才能判断是3期压力性损伤还是4期压力性损伤 |
| 深部组织损伤期压力性损伤 | 压力性损伤部位皮肤完整，可出现持续指压不变白的深红色、紫色、栗色等颜色改变，或出现表皮分离、暴露出深色伤口创面或形成充血水疱；若肤色较深，可能观察不到这一改变；与皮肤颜色变化相比，感觉、皮温、硬度的改变可能更早出现 |
| 黏膜压力性损伤 | 压力性损伤发生在相应黏膜部位，此类压力性损伤的解剖结构无法应用上述分期系统进行分期，因此黏膜压力性损伤不进行分期 |

（二）良肢位摆放的方法

1. 平卧位被照护者体位摆放（图4-1-1）

（1）用物准备：4~5个软枕。

（2）操作方法。①头部位置：头部垫薄枕，与躯干成直线；②双侧肩关节：固定于枕头上；③偏瘫侧上肢：固定于枕头上与躯干成90°伸直，肘、腕、指关节尽量伸直；④偏瘫侧臀部：固定于枕头上，偏瘫侧下肢也放于同一枕头上；⑤照护者在确保被照护者体位安全、舒适后方可离开。

2. 健侧卧位被照护者体位摆放（图4-1-2）

（1）用物准备：4~5个软枕。

（2）操作方法。①头部位置：头位固定，与躯干成直线；②躯干略前倾；③偏瘫侧肩关节：向前平伸；④偏瘫侧上肢：放于枕头上，与躯干成100°；⑤偏瘫侧下肢：膝关节、臀部略弯曲；腿、脚放于枕头上；⑥健侧上肢：根据被照护者自觉舒适程度摆放；⑦健侧下肢：放在任何舒适的体位即可；⑧照护者在确保被照护者体位安全、舒适后方可离开。

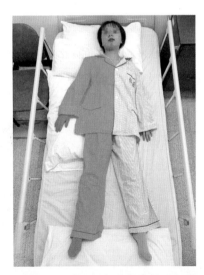

图4-1-1 平卧位被照护者体位摆放

3. 患侧卧位被照护者体位摆放（图 4-1-3）

（1）用物准备：4~5 个软枕。

（2）操作方法：①头部位置：头位固定，和躯干成直线；②躯干略后仰，背后和头部放一枕头固定；③偏瘫侧肩关节：向前平伸内旋；④偏瘫侧上肢：偏瘫侧上肢和躯干成 90°，在床铺旁边放一小台子，手完全放上，伸直，手掌向上；⑤偏瘫侧下肢：膝关节略弯曲；⑥健侧上肢：放在身上或枕头上；⑦健侧下肢：保持迈步姿势，放在枕头上；膝关节和踝关节略屈曲；⑧照护者在确保被照护者体位安全、舒适后方可离开。

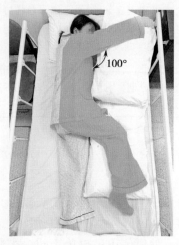 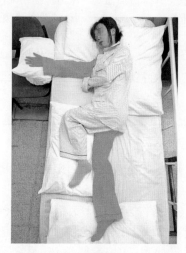

图 4-1-2　健侧卧位被照护者　　　图 4-1-3　患侧卧位被照护者
　　　　　　体位摆放　　　　　　　　　　　　体位摆放

4. 半坐位被照护者体位摆放（图 4-1-4）

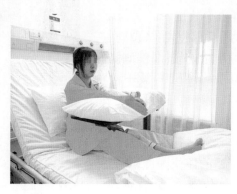

图 4-1-4　半坐位被照护者体位摆放

（1）用物准备：2~3 个软枕。

（2）操作方法：①床铺保持平整，将软枕置于被照护者后背部下方；②头部：不固定，被照护者能够自由活动；③躯干：保持伸直；④臀部：髋关节 90° 屈曲，重量均匀分布于臀部两侧；⑤上肢：桌子上准备一软枕，并将双上肢置于软枕上；⑥照护者在确保被照护者体位安全、舒适后方可离开。

5. 轮椅坐位被照护者体位摆放（图 4-1-5）

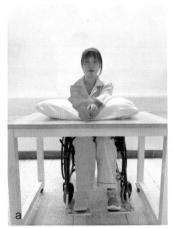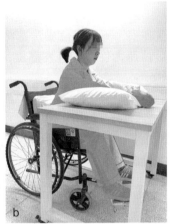

图 4-1-5　轮椅坐位被照护者体位摆放
a. 正面；b. 侧面

（1）用物准备：软枕、泡沫敷料、防压力性损伤脂肪坐垫。

（2）操作方法。①放置减压坐垫：在轮椅上放置防压力性损伤脂肪坐垫或高规格弹性泡沫坐垫等减压坐垫；②躯干：保持伸直，将软枕置于被照护者后背部下方；③上肢：桌子上准备一软枕，并将双上肢置于软枕上；④确保被照护者双足得到支撑，直接放于轮椅脚踏板上，若被照护者双足无法触及脚踏板，保持被照护者大腿稍低于水平位置，即腘窝角度大于 90°；⑤对于有活动耐力障碍的被照护者，照护者应指导轮椅坐位自我减压，被照护者可将手掌支撑在扶手或坐垫上，使臀部腾空，身体躯干前倾或倾靠在轮椅一边再轮换到另一边，缓解被照护者臀部持续存在的压力；⑥照护者在确保被照护者体位安全、舒适后方可离开。

（三）良肢位摆放注意事项

1. 居家操作环境　定时通风，保持居室清洁舒适。

2. 不要经常更换照护者，使被照护者获得安全感。

3. 良肢位体位更换频率

（1）根据具体情况制订体位变化方案，如被照护者活动及移动能力、舒适度、皮肤情况、使用的床垫材质等。

(2)卧床:若被照护者使用普通床垫、减压床垫等(除高规格弹性泡沫床垫外),至少每2小时变换一次体位;若病情允许且被照护者使用高规格弹性泡沫床垫时,可延长至每4小时变换一次体位。

(3)半坐位:建议被照护者持续坐位时间不超过2小时。对于采取坐位时间较长的被照护者,若未使用减压装置,每15~30分钟应协助或指导被照护者减压15~30秒,每1小时减压60秒;若使用减压坐垫,可延长至每2小时更换一次体位。

4. 皮肤观察　不同体位皮肤易发生压力性损伤的部位如下。

(1)平卧位压力性损伤好发部位:枕骨隆突部、肩胛部、肘部、骶尾部、足跟部(图4-1-6)。

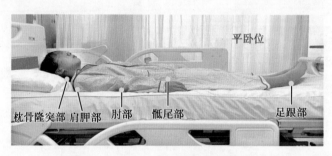

图4-1-6　平卧位压力性损伤好发部位

(2)侧卧位压力性损伤好发部位(包括健侧卧位、患侧卧位):耳廓、肩峰部、肘部、髋部、膝关节内外侧、脚踝内外侧(图4-1-7)。

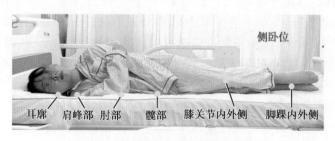

图4-1-7　侧卧位压力性损伤好发部位

(3)半坐卧位压力性损伤好发部位:枕骨隆突部、肩胛部、肘部、骶尾部、坐骨结节部、足跟部(图4-1-8)。

(4)轮椅位压力性损伤好发部位:肩胛部、肘部、尾椎骨、膝盖腘窝、坐骨部位、脚底(图4-1-9)。

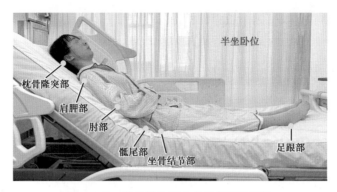

图 4-1-8　半坐卧位压力性损伤好发部位

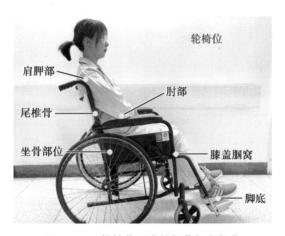

图 4-1-9　轮椅位压力性损伤好发部位

5. 良肢位摆放过程中需要保证被照护者的安全,预防发生坠床、跌倒等事件,避免对被照护者造成意外伤害。

6. 重视心理护理,讲解良肢位摆放的重要性及注意事项,取得被照护者的积极配合。

## 加　油　站

### 压力性损伤的危险因素及评估

压力性损伤俗称"褥疮",是指局部皮肤或皮下组织由于长时间受压而发生的损伤,通常发生在骨隆突部位皮肤或与医疗器械接触部位皮肤,损伤部位皮肤可能是完整的或形成开放性溃疡,较为严重的压力性损伤可能伴随着肌肉、骨骼等深部组织暴露。压力性损伤的发生受到多种危险因素的共同作用，可分为外源性因素、内源性因素及其他因素。

## 一、外源性因素

外源性因素即外界作用于皮肤和皮下组织的机械力。

1. 垂直压力　指局部组织受到的持续性垂直压力。常见于平卧位时骶尾部、足跟部。

2. 剪切力　由两层组织相邻表面间的滑行造成的相对移位产生，由于压力和摩擦力的共同作用形成，与体位关系密切。常见于半坐卧位时坐骨结节部。

3. 摩擦力　皮肤与接触面发生相对运动所产生的阻碍运动的作用力。常发生于使用拖、拉、拽方式协助被照护者移动身体时。

## 二、内源性因素

使皮肤和皮下组织抵抗外界机械力的能力减弱。

1. 行动和行为受限　为压力性损伤发生的必要条件。

2. 感觉障碍　感觉受损可造成机体对伤害性刺激反应障碍，保护性反射迟钝，长时间受压后局部组织坏死而发生压力性损伤，如患有痴呆、脊髓损伤等神经系统疾病。

3. 自身疾病　如患有心血管疾病、糖尿病、免疫系统疾病等。

4. 年龄　老年人因老化过程导致皮肤在解剖结构、生理功能及免疫功能等方面出现衰退现象，表现为皮肤松弛、干燥、缺乏弹性，皮下脂肪萎缩、变薄，皮肤抵抗力下降，对外部环境反应迟钝，皮肤血流速度下降且血管脆性增加，最终导致皮肤易损性增加。

5. 营养不良　营养状况是影响压力性损伤形成的重要因素。全身出现营养障碍时，营养摄入不足，蛋白质合成减少，出现负氮平衡，皮下脂肪减少，肌肉萎缩。

6. 皮肤潮湿　皮肤经常受到汗液、尿液及各种渗出引流液等物质的刺激而变得潮湿，因被软化而使抵抗力下降，削弱了皮肤的屏障作用；尿液和粪便中化学物质的刺激使皮肤酸碱度发生改变，致使表皮角质层的保护能力下降，皮肤组织破溃，容易继发感染。

7. 体温过高　体温升高时，机体新陈代谢率增高，组织细胞对氧的需求量增加。加之局部组织受压，使已有的组织缺氧更加严重。

8. 急性应激因素　急性应激引起体内代谢紊乱，应激激素大量释放，中枢神经系统和神经内分泌传导系统发生紊乱，机体内环境的稳定性被破坏，机体组织失去承压能力,从而引发压力性损伤。

## 三、其他因素

1. 使用药物　如应用激素、镇静药物、麻醉药物等。

2. 使用医疗器械　由于使用用于诊断或治疗的医疗器械而导致的压力性损伤即为医疗器械相关性压力性损伤,损伤部位形状通常与医疗器械形状一致,如使用弹力袜、吸氧装置、气管插管及其固定支架、各类动静脉导管、各种引流管等。

## 划　重　点

被照护者由于偏瘫造成关节不稳固、上肢屈肌、下肢伸肌张力增高等病理状态。正确的良肢位摆放能够修复受损的运动神经元,促进运动神经功能的恢复,在脑卒中偏瘫被照护者早期康复过程中具有积极的影响,是偏瘫被照护者康复的基础,也是降低致残率的重要措施。因此,帮助被照护者正确摆放良肢位是照护者必备的技能。本单元重点描述了照护者应该掌握的对偏瘫被照护者准确的评估,包括四肢肌力、皮肤等。依据评估指导或帮助被照护者进行有针对性的良肢位摆放,包括平卧位、健侧卧位、患侧卧位、半坐卧位、轮椅坐位,从而有效预防和减少被照护者肢体后遗症的发生,能够促进被照护者康复并提高生活质量。

## 试　试　手

### 思考题

1. 不同良肢位压力性损伤好发部位有哪些?
2. 如何摆放良肢位?

(蒋　茜)

# 第二单元
## 功能位摆放

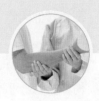

李先生,28岁,车祸后出现右上肢及右下肢畸形、疼痛、活动受限,就诊于急诊,放射拍片提示右肱骨近端粉碎性骨折及右股骨颈、右胫腓骨骨折。住院行右肩关节置换、右全髋关节置换、右胫腓骨骨折切开复位内固定术。

### 一、家庭照护面临的问题

目前被照护者意识清楚,出院回家,医嘱右上肢及右下肢需要放置于功能位,逐步加强功能锻炼。

### 二、家庭照护应掌握的技能

1. 根据被照护者的意识形态、手术方式、牵引情况、肢体受伤程度,以及患侧肢体的末端血运、温度、颜色、感觉、活动度、疼痛情况等血液循环和配合程度等,决定采取相应的功能体位。

2. 照护者及被照护者均需掌握正确的功能位摆放方法,以被照护者主动训练及自我照顾为主,照护者协助并保护被照护者患肢安全。

跟 我 学

### 一、功能位摆放

功能位是能使肢体发挥最大功能的位置,不同部位肢体功能不同,功能位也会不同,四肢损伤和长期卧床的被照护者,无论是运送过程,还是在确定性治疗中,都需要将肢体摆放于功能位。

（一）上肢

上肢的主要功能是手的应用,以灵活性为主。上肢的肩关节、肘关节和腕关节以及多样化的连接方式,都是为了保证充分发挥手的功能,完成各种复杂多变的运动。

1. 肩关节　由肩胛骨、锁骨及肱骨构成,锁骨内端与躯干相连,与胸骨形成胸锁关节。肩关节的关节活动度较大,包括前屈 150°~170°、后伸 35°~45°、外展 180°、内收 20°~40°、外旋 40°~50°、内旋 70°~80° 等,使得手在以上肢全长为半径的球形面上得以充分活动,满足不同的需求。

肩关节的功能位为:外展 40°~50°,前屈 25°~35°,外旋 15°~25°。当肩关节处于该位置时,被照护者利用肩胛骨和胸骨间的活动范围,基本上可以满足日常生活活动的需求,患侧手臂一般可以摸到头面部和臀部。

2. 肘关节　由肱骨、尺骨和桡骨构成,进一步扩大了手臂的活动范围及灵活性。

肘关节功能位为:屈曲 90°。肘关节最有用的活动范围为 60°~120°,从功能方面考虑,肘关节的屈曲大于伸直,因此肘关节在多数情况下是固定在屈肘 90° 位,体力劳动者可维持在屈曲 50°~70°,以便使用劳动工具。

3. 腕部　腕关节位于手与前臂之间,是一个由腕掌关节、腕尺关节、桡腕关节和桡尺关节组成的复合关节,具有传导力及背伸 50°~60°、掌屈 50°~60°、桡偏 25°~30°、尺偏 30°~40°、回旋运动 360° 等功能。

腕关节功能位为:背伸 20°~30°,尺偏 5°~10°,但有时需要根据患者的需求而定。

4. 手部　手的精细解剖和复杂的功能是身体其他部位肢体不能相比的,特别是拇指的外展对掌运动,使手指从单向运动发展为对立运动,手的功能达到非常精确的水平。手部康复治疗的目的是恢复无痛性、全范围活动的手,为了每天活动需要,手应该有抓握和对指功能,其次是手的伸直。一般情况下,手各部位功能的重要程度应该是:①桡尺关节:旋前 > 旋后;②腕关节:伸腕 > 屈腕,尺偏 > 桡偏;③手指:依次是掌指关节屈曲、指间关节伸直、掌指关节伸及指间关节屈;④拇指:腕掌关节外展、内旋、掌指关节屈伸和指间关节屈伸。

手部功能位为:掌指关节屈曲 60°,指间关节屈曲 30°~45°,拇指处于对掌位,类似手握杯子的动作。

（二）下肢

下肢的主要功能是负重、平衡和行走,要求下肢各关节不仅要稳定,而且要有一定的活动能力。

1. 髋关节　是人体最大的关节,由股骨头、股骨颈、大粗隆、股骨干、髋臼、骨盆组成,髋臼包绕股骨头,又称为杵臼关节。髋关节主要具有以下几个方面的作用:①连接作用:连接躯干和下肢的重要关节;②支撑作用:人体直立行走时依靠双侧髋关节支撑;③运动作用:如奔跑、行走、攀登等剧烈运动,需依靠髋关节带动躯干完成不同动作。髋关节的运动包括屈曲 130°~140°、后伸 10°~15°、外展 30°~45°、内收 20°~30°、内旋 30°~45°、外旋 40°~50°。

髋关节功能位为:前屈 15°~20°,外展 10°~20°,外旋 5°~10°。

2. 膝关节　由股骨远端、胫骨近端及髌骨组成,膝关节完全伸直是保证良好功能与正常步态的重要条件。膝关节的活动主要是屈曲和伸直,最大可屈曲 135° 左右,但一般屈膝达 105° 即可以保证膝关节的良好功能,某些活动如骑自行车则屈膝要求大于 105°。

膝关节的功能位为:屈曲 5°~10° 或伸直 0°。

3. 踝关节　由胫、腓骨远端与距骨滑车构成,能完成背伸 20°~30°、跖屈 40°~50°、内翻 30° 左右、外翻 30°~35° 等方向的活动,完成正常行走。外踝比内踝长而低,可阻止距骨过度外翻,因此踝关节扭伤以内翻损伤最多见。行走时踝关节活动范围在背伸 20° 与跖屈 20° 之间,当足跟着地时约为背伸 20°,足趾离地时约为跖屈 20°,因此踝关节背伸与跖屈只要各自维持 20° 范围就不会影响日常活动。

踝关节的功能位为:中立位 0°,女性被照护者的踝关节功能位可跖屈 5°~10°,以适应穿着有跟鞋,维持身体稍前倾的姿态。

二、安全提示

1. 根据被照护者的性别、年龄、病情、精神状态、生命体征变化、疼痛情况及肢体的情况,合理进行功能位摆放,摆放时注意保护患侧肢体,防止患侧肢体受压、移位、压迫神经等,固定床档及床轮,防止坠床的发生。

2. 被照护者身上有各种管路,如尿管、胃管等,需要摆放功能位时,一定要妥善做好固定,暂时夹闭,待摆放好功能位后再行打开。

3. 进行功能位摆放时,照护者动作应轻柔,避免拖、拉、拽肢体,防止肢体出现损伤,要保持床单位及辅助用具清洁、平整、干燥。

4. 照护者和被照护者应遵从医护人员的指导,正确进行功能位摆放,以免影响康复效果。

三、功能位摆放方法

(一)功能位摆放操作流程(图 4-2-1)

(二)功能位摆放操作过程

在进行功能位摆放时,照护者要灵活运用人体力学的原理减轻负担。照护者腰部放低,目的是降低身体的重心。双脚可向前、后或左、右伸开,其目的是扩大支撑底面,重心越低,稳定性越强。

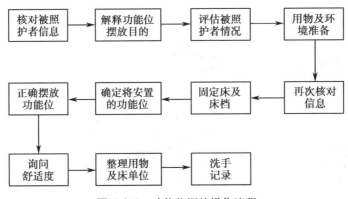

图 4-2-1  功能位摆放操作流程

1. 操作前准备

(1)向被照护者解释功能位摆放的重要性、功能位摆放的方法及注意事项。

(2)床旁正确评估被照护者,掌握整体情况:①被照护者居住环境温度、床单位周围情况;②被照护者的精神状态、意识情况及配合程度;③体重及皮肤的完整性;④简要病史、生命体征的变化及有无留置管路;⑤损伤部位及肢体功能障碍程度;⑥确定被照护者需要摆放的功能位。

(3)用物准备:物品车,大小、数量合适的枕头,必要时准备合适的支具,免洗手消毒液。

2. 功能位摆放方法

(1)功能位摆放方法指导

1)照护者洗手,去除自己及被照护者身上的尖锐物品,如手表、较硬的物品等,防止划伤被照护者。

2)适当遮挡,移开床边物品,确保足够的操作空间,固定床轮,防止床单位移动。

3)照护者位于被照护者患侧床旁,松动被尾,充分暴露需要进行功能位摆放的肢体。

4)肩关节功能位:照护者协助被照护者肢体外展 40°~50°,前屈 25°~35°,协助屈肘、握拳后外旋 15°~25°。此位置往往需要护具协助,摆放好位置后,若被照护者为坐位或立位,为被照护者佩戴好支具——肩关节外展包;若被照护者卧床,需要为被照护者上臂及肘部垫一软枕(图 4-2-2)。

5)肘关节功能位:照护者协助被照护者肘部屈肘 90°,肩关节可任意活动,只要保证屈肘即可。被照护者卧床时可将上肢屈肘 90° 放于胸前,被照护者坐位或下床活动时可用健侧手托住患侧前臂,也可借助前臂吊带等工具(图4-2-3)。

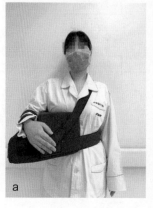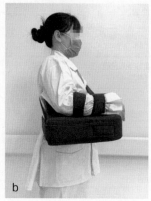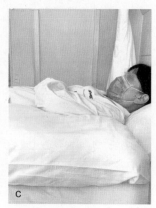

图4-2-2　站立位肩关节功能位摆放及肩关节外展包的使用
a. 正面;b. 侧面;c. 卧位肩关节功能位摆放

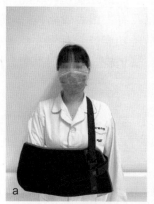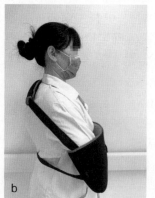

图4-2-3　站立位肘关节功能位摆放及前臂吊带的使用
a. 正面;b. 侧面

6)腕关节功能位:照护者协助被照护者手腕背伸(手背上翘)20°~30°,尺偏(向小手指侧偏)5°~10°,佩戴好支具(图4-2-4)。

7)手部功能位:照护者协助被照护者掌指关节屈曲60°,指间关节屈曲30°~45°,拇指处于对掌位,做出类似于手握杯子的动作,佩戴支具(图4-2-5)。

8)髋关节功能位:照护者协助被照护者髋关节前屈15°~20°,外展10°~20°,外旋5°~10°,大腿下垫软枕(图4-2-6)。

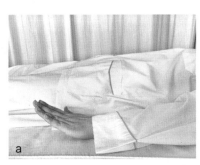
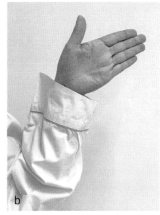

图 4-2-4　腕关节功能位摆放

a. 侧面；b. 正面

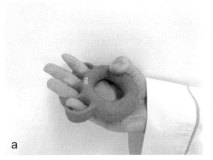
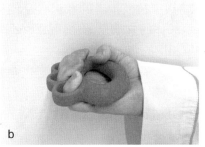

图 4-2-5　手部支具佩戴

a. 伸位；b. 屈位

9）膝关节功能位：为屈曲 5°~10° 或伸直 0°。

10）踝关节功能位：中立位 0°，女性被照护者的踝关节功能位可跖屈 5°~10°，以适应穿着有跟鞋，维持身体稍前倾的姿态。照护者协助被照护者足尖向上（图 4-2-7）。

（2）功能位摆放过程中，观察被照护者的面部表情、精神状态、皮肤及黏膜受压情况，倾听被照护者的主诉。

（3）整理床铺，移回床头桌，将摇铃等放于被照护者的枕边，以便及时呼叫。

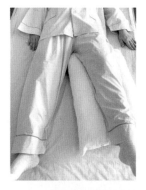

图 4-2-6　髋关节功能位摆放

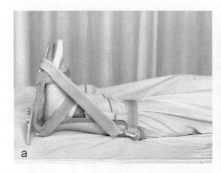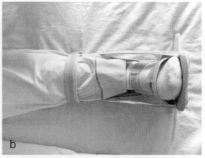

图 4-2-7　踝关节功能位摆放及支具佩戴
a. 侧面观；b. 上面观

（4）洗手，记录功能位摆放的时间及被照护者的皮肤受压情况。

（三）功能位摆放指导注意事项

1. 保持肢体功能位以维持牵引效果、促进骨折愈合、利于关节功能康复、保护皮肤无损伤为原则。

2. 根据被照护者的意识状态、手术方式、牵引情况、肢体受伤的程度，以及患侧肢体的末端血运、温度、颜色、感觉、活动度等血液循环和配合程度，决定采取相应的功能体位。

3. 在进行功能位摆放过程中，一定要动作轻柔，不能拖、拉、拽肢体，增大摩擦力，避免发生皮肤、黏膜、肢体损伤及骨折。

4. 在进行功能位摆放时注意观察被照护者有无呼吸、血压等生命体征不稳的情况，一旦发生，应立即停止操作。

5. 如被照护者身上留置各种管路，需要在功能位摆放时妥善固定，随时观察有无引流管脱落、折叠、扭曲等现象。摆放后检查管路，注意保持管路通畅。

6. 如被照护者身上有敷料，行功能位摆放时要观察敷料是否清洁、干燥、有无破损及脱落，如出现异常情况应立即就医，给予相应处理。

7. 注意观察被照护者患肢肢端血运、温度、颜色、感觉、活动度等，并注意受压部位皮肤有无压红或破溃等异常情况。

8. 保持床单位清洁、干燥、平整、无渣屑。如大小便失禁的被照护者出现污渍时要清洁皮肤，并立即更换床单及被服。

9. 进行功能位摆放的过程中，用到的枕头大小及厚薄应合适，使用支具时注意选择大小合适的柔软衬垫，避免发生皮肤压力性损伤。

10. 功能位摆放时注意与被照护者适当交流，体现人文关怀，避免被照护者产生紧张、焦虑情绪。

11. 摆放功能位时注意保护被照护者的隐私和安全,防止发生坠床。注意保暖,避免环境温度过低,引起肌张力增高。

12. 照护者在进行功能位摆放时一定要灵活运用人体力学,避免造成自身的损伤。

# 加　油　站

关节活动度(range of motion,ROM)又称关节活动范围,是指关节活动时可达到的最大弧度。关节活动范围分为主动活动范围和被动活动范围。主动活动范围是指作用于关节的肌肉随意收缩使关节运动时所通过的运动弧;被动活动范围是指由外力使关节运动时所通过的运动弧。

关节活动范围异常的常见原因包括关节、软组织、骨骼病变所致的疼痛与肌肉痉挛;制动、长期保护性痉挛、肌力不平衡及慢性不良姿势等所致的软组织缩短与挛缩;关节周围软组织瘢痕与粘连;关节内损伤与积液、关节周围水肿;关节内游离体;关节结构异常;各种病变所致的肌肉瘫痪或无力;运动控制障碍等。

关节活动范围的测定是评定肌肉、骨骼、神经病变被照护者的基本步骤,是评定关节运动功能损害的范围与程度的一个指标,其主要目的是确定是否有关节活动受限,发现影响关节活动的原因;确定关节活动受限的程度;确定适宜的治疗目标,判定可能康复的程度;为选择适当的治疗方式及方法提供客观依据;客观测量关节活动范围的进展情况,以评价康复治疗及训练的效果;为被照护者及治疗师提供动力,为科研提供客观资料等。

# 划　重　点

被照护者因疾病等因素使关节活动度受限或强迫处于某种体位,为了使被照护者能够尽量正常完成日常活动,被照护者的关节需要维持在功能位。本单元重点描述了各关节正常活动范围及功能位的摆放。照护者对被照护者的病情及肢体进行准确评估,依据评估给予被照护者功能位摆放的技术:上肢肩关节功能位摆放、肘关节功能位摆放、腕关节功能位摆放、手部功能位摆放、下肢髋关节功能位摆放、膝关节功能位摆放及踝关节功能位摆放。重点在于确保被照护者肢体处于功能位,以最大程度地保证被照护者功能的同时增加其舒适感,同时要运用人体力学原理,防止照护者自身的损伤。

## 试 试 手

**思考题**

1. 功能位摆放的注意事项有哪些?
2. 功能位摆放的安全提示是什么?

（高　娜）

# 第三单元
## 骨科疾病体位摆放

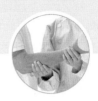

## 小 案 例

张先生,78岁,5天前在家跌倒后出现右髋部疼痛、活动受限、不能站立,右下肢短缩、外展、外旋畸形,到急诊就诊,影像学检查提示右股骨颈骨折,行右侧人工股骨头置换术后第3天出院。

### 一、家庭照护面临的问题

目前被照护者意识清楚,出院回家,日常生活中变换体位时需要防止人工股骨头脱出,并逐步加强功能锻炼及日常生活能力训练。

### 二、家庭照护应掌握的技能

1. 根据被照护者的意识状况、手术方式、肢体受伤程度、患侧肢体末端的温度、颜色、感觉、活动度、血液循环情况、疼痛情况及被照护者的配合程度等,决定采取相应的体位。
2. 照护者及被照护者均需要掌握正确的体位摆放方法,以被照护者主动训练及自我照顾为主,照护者协助及保护患侧肢体安全。

## 跟 我 学

### 一、骨科体位摆放

体位护理是对骨折的被照护者进行全面护理的重要组成部分。被照护者的体位取决于骨折的具体部位。正确的体位护理关系到被照护者的安全与舒适,可有效避免发生组织、神经等损伤的危险。

（一）常见术前治疗的体位

1. 石膏外固定后体位　四肢石膏固定者需要抬高四肢（高于心脏水平），以利于静脉血液和淋巴回流，预防并减轻肢体肿胀。抬高上肢可用托板或悬吊带，下肢可用软枕垫起，使患处高于心脏20cm。下肢石膏固定还需要防止足下垂及足外旋，悬空足跟，防止受压。髋人字石膏用软枕垫起腰凹，悬空臀部。

2. 牵引术后体位　常见的牵引术有股骨髁上骨牵引、胫骨结节骨牵引、跟骨骨牵引以及颅骨牵引等。牵引术后的体位主要是保持反牵引。下肢牵引床尾应抬高，一般皮肤牵引抬高10~15cm，骨牵引抬高20~25cm，而颅骨牵引则抬高床头。股骨颈骨折、转子间骨折时外展30°~40°，足部中立位，可穿丁字鞋（防旋鞋），防止外旋。股骨上段骨折保持半卧位尽量外展，以利于骨折对位。胫骨中下段骨折行骨牵引治疗时，可将牵引绳系在牵引弓的外界，使踝关节轻度内翻，以利于骨折复位。如伸直肱骨髁上骨折因肿胀严重需要牵引复位时，要抬高患肢，肘部要稍前屈，牵引向前远方，才能达到牵引、消肿、复位的目的。

3. 小夹板固定后体位　注意保护患肢，保持正确的位置，严防骨折断端重新移位；固定期间抬高患肢；身体活动时也要保持患肢的功能位置。

注意事项：随时注意观察小夹板的松紧程度，以布带能在夹板上下移动1cm为标准。随着患肢肿胀逐渐消退，应注意经常调整布带的松紧程度。

（二）常见关节置换术后体位

1. 人工髋关节置换术后体位　人工髋关节置换术包括股骨头置换术和全髋关节置换术，手术入路分为前外侧入路、后外侧入路及直接前入路，目前以后外侧入路为主。后外侧入路术后预防假体脱位尤其重要，而早期体位管理是预防假体脱位的关键。术后患肢保持外展15°~30°中立位，平卧位时患肢可穿丁字鞋（防旋鞋），两腿之间放置软枕，防止患肢内收。侧卧位时两腿间放置高度适宜的软枕，防止患肢过度屈髋内收。能在床上坐起后，躯干和大腿之间的夹角大于90°，防止过度屈髋。

2. 膝关节置换术后早期体位　人工膝关节置换术是用性能良好的材料制成假体代替膝关节，以获得关节功能恢复的手术。术后被照护者采取平卧位，抬高患肢略高于心脏水平，膝关节弯曲15°~30°，保持中立位，枕头垫于小腿或足跟下，避免腓肠肌和腓总神经过度受压，造成腓肠肌静脉丛血栓形成和腓总神经损伤。

（三）常见的骨折术后体位

1. 锁骨骨折　锁骨骨折后，仰卧位时应去枕仰卧于床上，肩胛区垫枕以使两肩后伸；半坐卧位可用三角巾将患肢悬吊于胸前，不低于心脏水平；站立位时用三角巾将患肢悬吊于胸前。

2. 肱骨骨折　患肢屈肘于胸前，平卧位时在患肢下垫一软枕使之与躯干平行,避免前屈或后伸,术后第 2 天可抬高床头 30°~45°,患肢用软枕抬高,无明显不适后可下床活动。下床活动时用三角巾或上肢吊带将患肢悬吊于胸前,内收型骨折用外展支架固定患肢于外展位。

3. 尺桡骨骨折　离床活动时需用三角巾或前臂吊带将患肢悬吊固定于胸前,不要下垂或随步行而甩动,以免造成复位的骨折再移位,肘关节屈曲90°,前臂保持中立位,即拇指向上,要尤其防止前臂旋转,适当抬高患肢促进静脉回流,减轻肿胀。

4. 下肢骨折　包括股骨颈骨折、股骨转子间骨折、股骨干骨折、髌骨骨折、胫腓骨骨折、踝关节骨折及跟骨骨折等。

下肢骨折的被照护者应抬高患肢高于心脏水平 15~20cm,促进血液循环以利于消肿。尽量保持膝关节屈曲 5° 或伸直,足尖向上,保持外展中立位,严禁肢体外旋。如为胫骨内侧平台骨折,尽量使膝关节轻度外翻;外侧平台骨折,尽量使膝关节轻度内翻。腘动脉损伤血管吻合术后给予屈膝位,以防血管再破裂。

5. 颈椎术后　手术完成后搬运被照护者应当慎重,搬运时必须保持脊柱水平位,局部不弯曲、不扭转,动作一致,有专人固定其头颈部,保持其头颈部为自然中立位,避免颈部扭转、过屈或过伸。移到床上后,被照护者取平卧位,颈部两侧用沙袋固定,防止左右移动,维持颈部中立位,注意保护伤口,不要压迫手术部位,防止引流管牵拉脱出。翻身时应轴线翻身,保持头、颈、肩、躯干纵轴一致,翻身时颈背部垫软枕,必须使颈部与躯干保持在同一水平面。被照护者可以床上坐起和行走后,需颈托固定保护,观察被照护者有无头晕、恶心等不适症状。

6. 胸腰椎术后　被照护者在硬板床上休息,保持脊柱平直,防止发生畸形或进一步的损伤。在被照护者受伤椎体下垫上适当高度的软垫,以维持腰部正常生理曲度,最佳垫枕高度为 10~15cm。始终保持骨折椎体局部为过伸位,已整复及矫正椎体压缩性骨折畸形,翻身时应轴线翻身,保持头、颈、肩、躯干纵轴一致。

(四) 截肢术后体位

为防止残留肢体屈曲畸形,尽量保持肢体残端于功能位,残端用沙袋压迫。

上肢截肢者选择健侧卧位休息,平卧位休息时避免残肢垫高,将残肢向外伸展,同时可以将腰部垫高以减轻残端肿胀。前臂截肢者站立位肘关节应保持在 45° 屈曲位。

大腿中上段截肢者应防止髋关节屈曲、外展挛缩,应采取俯卧位,练习髋关节后伸且不要外展活动。小腿截肢后应避免膝关节弯曲挛缩,使膝关节处于伸直位,平躺、坐位时不要让残肢垂下床缘或长期处于屈曲位。

## 二、安全提示

1. 根据被照护者的性别、年龄、精神状态、生命体征变化、疼痛情况、并发症及肢体骨折部位等情况,合理进行体位摆放,摆放时注意保护患侧肢体,防止患侧肢体受压、移位、压迫神经等,固定床档及床轮,防止发生坠床。

2. 被照护者身上有各种管路,如尿管、胃管、静脉通路等,需要摆放体位时,一定要妥善做好固定。

3. 体位摆放应经常变换,一般 2 小时变换一次,同一体位不能保持过长时间,以免发生皮肤压力性损伤。

4. 进行体位摆放时应动作轻柔,避免拖、拉、拽肢体,防止肢体出现损伤,要保持床单位及辅助用具清洁、平整、干燥。

5. 照护者和被照护者应遵从医护人员的指导,正确进行功能位摆放,以免影响康复效果。

## 三、骨科体位摆放方法

### (一) 体位摆放操作流程(图 4-3-1)

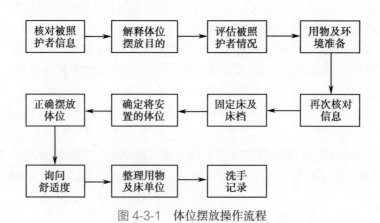

图 4-3-1　体位摆放操作流程

### (二) 体位摆放操作过程

骨科常见体位护理贯穿于疾病的诊断、治疗和康复整个过程,针对不同的骨折部位及疾病要求采取相应的体位,而且要结合人体力学要求,避免产生剪切应力或旋转应力。

1. 操作前准备

(1)向被照护者解释体位摆放的重要性、体位摆放的方法及注意事项。

（2）床旁正确评估被照护者，掌握整体情况，包括：①居住环境的温度、床单位周围情况；②精神状态、意识情况及配合程度；③体重及皮肤的完整性；④简要病史、生命体征的变化及有无留置管路；⑤损伤部位及肢体功能障碍程度；⑥确定被照护者需要摆放的体位。

（3）用物准备：物品车，大小、数量合适的枕头，必要时准备合适的支具、免洗手消毒液。

2. 体位摆放方法

（1）照护者洗手，去除自己及被照护者身上的尖锐物品，如手表、较硬的物品等，防止划伤被照护者。

（2）适当遮挡，移开床边物品，确保足够的操作空间，固定床轮，防止床单位移动。

（3）照护者位于被照护者患侧床旁，松动被尾，充分暴露需要进行体位摆放的肢体。

（4）摆放体位

1）石膏固定后体位：照护者协助被照护者抬高上肢，平卧位时可用软枕，下床活动时可用托板或悬吊带；下肢可用软枕垫起，使患处高于心脏20cm，防止足下垂及足外旋，悬空足跟，防止受压。髋人字石膏用软枕垫起腰凹，悬空臀部。

2）牵引术后体位：对于下肢牵引的被照护者，照护者抬高床尾，一般皮肤牵引抬高10~15cm，骨牵引抬高20~25cm，颅骨牵引则抬高床头。股骨颈骨折、转子间骨折时外展30°~40°，足部中立位，可以穿丁字鞋（防旋鞋）防止外旋。

3）人工髋关节置换术后体位：照护者协助被照护者患肢保持外展15°~30°中立位，两腿之间放置软枕，侧卧位时两腿间放置高度适宜的软枕，防止患肢过度屈髋内收（图4-3-2a、b）。对于意识障碍不能保持体位者，可以使用梯形枕（图4-3-2c）防止患肢内收。

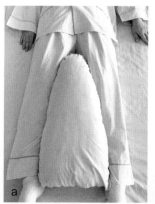
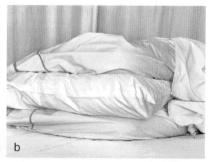

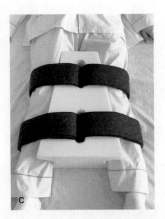

图 4-3-2　髋关节术后体位摆放

a. 平卧位；b. 侧卧位；c. 防脱位枕的使用（平卧位）

4）膝关节置换术后体位：照护者协助被照护者患肢抬高，高于心脏水平，膝关节弯曲 15°~30°，保持中立位，枕头垫于小腿或足跟下（图 4-3-3）。

5）锁骨骨折：被照护者取仰卧位时，照护者协助其去枕仰卧于床上，肩胛区垫枕以使两肩后伸；若取半坐卧位，可用三角巾将患肢悬吊于胸前，不低于心脏水平；取站立位时，用三角巾将患肢悬吊于胸前，与功能位前臂吊带的使用相同。

6）肱骨骨折：协助被照护者患侧肢体屈肘于胸前，平卧位时在患肢下垫一软枕使之与躯干平行（图 4-3-4），避免前屈或后伸。下床活动时用三角巾或上肢吊带将患肢悬吊于胸前，内收型骨折用外展支架固定患肢于外展位。

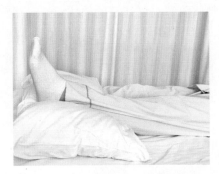

图 4-3-3　膝关节置换术后体位摆放

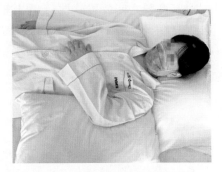

图 4-3-4　肱骨骨折术后体位摆放

7）尺桡骨骨折：被照护者取平卧位时，可将肢体放置于胸前，前臂下垫软枕（图 4-3-5）；离床活动时协助被照护者用三角巾或前臂吊带悬吊将患肢固定于胸前，肘关节屈曲 90°，前臂保持中立位，防止前臂旋转，适当抬高患侧肢体以促进静脉回流，减轻肿胀。

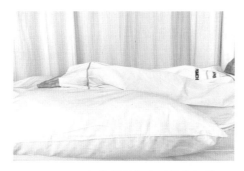

图 4-3-5　尺桡骨骨折术后体位摆放

8）下肢骨折：协助被照护者抬高患肢高于心脏水平 15~20cm，促进血液循环以利于消肿，保持膝关节屈曲 5° 或伸直，足尖向上，保持外展中立位（图 4-3-6）。

9）颈椎术后：平卧位时协助被照护者保持颈部中立位，颈部两侧用沙袋固定（图 4-3-7），防止左右移动，注意保护伤口，不要压迫手术部位，防止引流管牵拉脱出。翻身时应轴线翻身，可以在床上坐起和行走后用颈托固定保护。

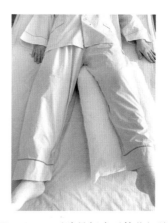

图 4-3-6　下肢骨折术后体位摆放

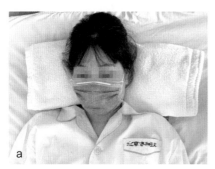
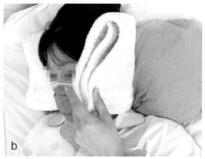

图 4-3-7　颈椎术后体位摆放
a. 平卧位；b. 沙袋的使用

10）胸腰椎术后：在硬板床上休息，保持脊柱平直，防止发生畸形或进一步损伤。在被照护者受伤的椎体下垫上适当高度的软垫，以维持腰部生理曲度，最佳垫枕高度为 10~15cm，始终保持骨折椎体局部为过伸位，以整复及矫正椎体压缩性骨折畸形,采用轴线翻身。

(5)体位摆放过程中,观察被照护者的面部表情、精神状态、皮肤及黏膜受压情况,倾听被照护者的主诉。

(6)整理床单位,移回床头桌,将呼叫器等放于枕边,及时查看。

(7)洗手,记录体位摆放的时间及皮肤受压情况。

(三)体位摆放指导注意事项

1. 在进行体位摆放过程中,一定要动作轻柔,不能拖、拉、拽肢体,增加摩擦力,避免出现皮肤、黏膜、肢体损伤及加重骨折。

2. 在进行体位摆放时注意观察被照护者有无不适等情况,一旦发生,应立即停止操作。

3. 如果被照护者身上留置有各种管路,体位摆放时应妥善固定各种管路,摆放后检查管路,注意保持管路的通畅。

4. 如果被照护者身上有敷料,体位摆放时要观察敷料是否清洁、干燥、有无破损及脱落、有无渗血及渗液,如果出现异常情况应立即到医院就诊,给予相应的处理。

5. 体位摆放应经常变换,一般 2 小时变换一次,同一体位不能保持过长时间,以免发生皮肤压力性损伤。

6. 进行体位摆放过程中,用到的枕头应大小、厚薄合适,使用支具时注意选择大小合适的柔软衬垫,避免发生皮肤压力性损伤。

7. 体位摆放时注意与被照护者适当交流,体现人文关怀,避免被照护者紧张、焦虑。

8. 摆放体位时注意保护被照护者的隐私,保证其安全。注意保暖,避免环境温度过低,引起肌张力增高。保护被照护者的安全,防止发生坠床。

9. 保持床单位清洁、干燥、平整。如大小便失禁的被照护者,出现污渍时要清洁皮肤,并立即更换床单及被服。

10. 照护者在进行体位摆放时一定要灵活运用人体力学原理,避免造成自身的损伤。

## 加 油 站

体位是指人的身体位置,临床一般指的体位是根据治疗、护理和康复的需要而采取的能保持的身体姿势和位置。体位根据性质可以分为主动体位、被动体位及强迫体位。主动体位是指患者身体活动自如,能够根据自己的意愿和习惯随意改变体位。被动体位是指患者自身无力改变体位,采取他人安排的体位。强迫体位是指患者意识清楚,也有改变体位的能力,但是由于疾病的影响和治疗的需要而被迫采取的体位。骨折的被照护者由于疾病的特殊性及治疗需要等因素,常需采取被动体位。在康复治疗中,应根据被照护者不同骨折部位和功能障碍的特点采用不同体位,以利于恢复功能、预防或减轻畸形的出现、保持躯干和肢体功能状态、预防并发症及继发性损害的发生。

体位转换是指通过一定的方式改变人体姿势和位置的过程。临床上根据治疗、护理和康复的需要定时变换体位,对促进全身血液循环,早期预防皮肤压力性损伤、尿路感染、坠积性肺炎、肌肉萎缩、关节变形等并发症的发生,以及保障康复治疗、康复护养预期效果的实现具有重要意义。

# 划 重 点

被照护者因疾病、麻醉等因素强迫处于某种体位,为了使被照护者体位正确并尽量舒适,体位摆放技术尤为重要。本单元重点描述了各种体位的状态及体位摆放的技术。照护者应该对被照护者的病情及肢体情况进行准确评估,依据评估结果对被照护者的体位进行摆放。重点在于确保被照护者肢体处于正确体位,以最大程度地保证被照护者肢体功能的同时增加其舒适感,同时要运用人体力学原理,防止照护者自身的损伤。

# 试 试 手

## 思考题

1. 骨科体位摆放操作前的准备有哪些?
2. 骨科体位摆放的注意事项有哪些?

（张　燕）

# 第五章
## 床上活动康复护养

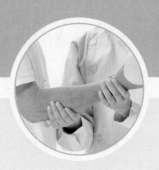

　　床上活动康复是早期康复的重要内容。在此期间的主要措施是在床上进行被动活动，经过一个阶段后，鼓励被照护者主动活动，为下一步功能康复训练做准备，最大程度地减少残疾对正常生活的影响。当被照护者生命体征平稳、意识清楚、症状及体征不再发展时，应尽早进行康复训练，提高被照护者的日常生活能力。

　　本章结合安全提示及康复操作指导内容，介绍如何指导卧床且需进行床上康复的一侧肢体活动障碍的被照护者进行被动、主动翻身，床上运动的方法及注意事项，以保护患侧肢体，促进肢体功能的恢复，预防压力性损伤、肺部感染、关节变形等失用综合征的发生。上述这些问题严重制约了被照护者的康复，增加治疗费用，因此在保证安全的情况下，被照护者应该尽早进行康复训练，加强床上活动，鼓励被照护者主动进行康复训练，提高日常生活活动能力和生活质量，减轻家庭及社会负担。

# 第一单元
## 被动翻身

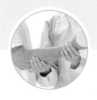

## 小 案 例

王先生,45 岁,诊断为脑出血,经对症治疗后病情稳定。出院后被照护者意识清楚,右侧肢体活动不利,床上翻身需要全部由他人帮助。

### 一、家庭照护面临的问题

被照护者意识清楚,出院后处于居家状态,右侧肢体活动不利,不能主动完成翻身动作,需要照护者帮助才能完成。

### 二、家庭照护应掌握的技能

1. 照护者应根据被照护者的病情及肢体功能障碍的程度进行正确评估,合理地变换体位。照护者掌握被动翻身的技巧,可采用单人、双人或三人被动翻身方法。

2. 在进行被动翻身时,照护者灵活运用节力原则以减轻负担。

## 跟 我 学

### 一、被动翻身

体位转换是指通过一定的方式改变人体姿势和位置的过程。定时变换体位,对促进全身血液循环,预防压力性损伤、尿路感染、坠积性肺炎、肌肉萎缩、关节变形等并发症的发生,以及保障康复护养预期效果的实现具有重要意义。被动体位转移指在外力的协助下搬动摆放或直接搬动摆放,使身体达到或保持一定的姿势。

被动翻身照护的原则为被照护者完全不能翻身时,由照护者协助被动翻身,随着活动能力的提高,逐渐减少辅助量,最终达到主动翻身。

## 二、安全提示

1. 根据被照护者的病情、精神状态、生命体征变化及肢体功能障碍情况,合理更换体位。翻身时注意保护患侧肢体,防止患侧肢体受压。刹好床闸,防止发生坠床。

2. 被照护者身上有各种管路,如尿管、胃管等,或存在皮肤损伤,需要变换体位时,一定要妥善地固定管路,保护好损伤处的皮肤。

3. 进行被动翻身时动作应轻柔,避免拖、拉、拽肢体,防止肢体出现损伤,要保持床单位清洁、平整、无渣屑。

## 三、被动翻身康复方法

(一) 被动翻身康复方法的流程(图 5-1-1)

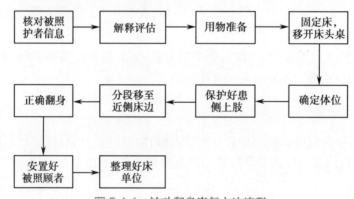

图 5-1-1　被动翻身康复方法流程

(二) 一般评估

1. 身体方面　掌握被照护者的整体情况,包括:①精神状态、意识情况及生命体征的变化;②体重、皮肤情况;③简要病史、肢体功能障碍程度;④认知障碍及配合程度、有无留置管路;⑤确定被照护者翻身的间隔时间。

2. 心理方面　掌握被照护者的心理特征及社会角色。

3. 社会健康问题　掌握被照护者的就医情况、经济情况等。

(三) 被动翻身方法

照护者准备:去除身上的尖锐物品,如手表等,防止划伤被照护者。

被照护者准备:妥善固定管路,穿好衣物。

环境准备:移开床边物品,确保足够的操作空间。将床固定好,防止床移动。

用物准备:宽大密实的背枕。

1. 由仰卧位向健侧被动翻身方法操作步骤(图 5-1-2)。

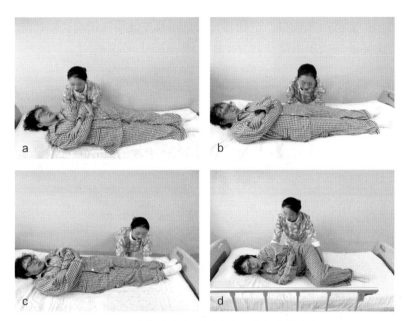

图 5-1-2　由仰卧位向健侧被动翻身方法操作步骤
a. 平移肩背部;b. 平移腰臀部;c. 平移下肢;d. 由仰卧位向健侧被动翻身

(1)照护者到被照护者患侧床旁,松动被尾。

(2)照护者将枕头移向被照护者的患侧,被照护者的健侧上肢屈曲抱住患侧上肢肘部,照护者将其患侧手放在健侧肘上,保护好患侧肢体。照护者将被照护者的双手从患侧肩部及背部下面插入,一手托起其健侧肩部,另一手托起其背部,将被照护者的身体上半部分移向患侧床缘。

(3)照护者再将双手分别插入被照护者的腰部及臀部,一手托起其腰部,另一手托起其臀部,同时移到患侧床缘。

(4)照护者最后将双手插到被照护者的双下肢,一手托起其大腿,另一手托起其脚踝,分段将被照护者移向患侧床缘。

(5)照护者一手插入被照护者的患侧肩部,托起健侧肩关节,一手从其患侧膝部下面插入,使患侧膝部微屈曲,另一手扶住健侧膝关节,轻轻地将被照护者翻向健侧。将背枕垫于背部,以便支撑身体,30° 斜侧卧位可减轻骶尾部压力。保护被照护者,防止坠床。

(6)照护者给予被照护者健侧卧位良肢位的摆放,并观察被照护者的精神状态、皮肤及黏膜受压情况。

（7）照护者整理床单位，将摇铃等放于被照护者枕边，以便被照护者在需要时及时呼叫。

（8）照护者移回床头桌。记录翻身的时间及皮肤受压情况。

2. 由仰卧位向患侧被动翻身操作步骤（图 5-1-3）。

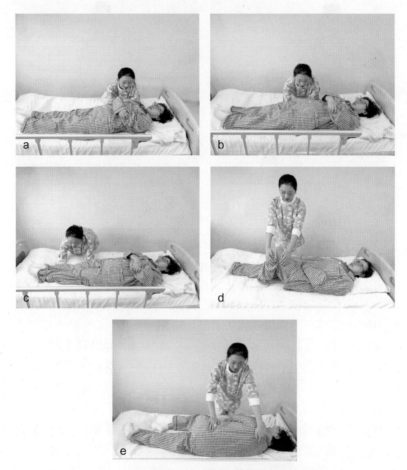

图 5-1-3　由仰卧位向患侧被动翻身操作步骤
a. 平移肩部；b. 平移背部；c. 平移腰臀部；d. 患侧上肢稍外展、
健侧屈膝；e. 由仰卧位向患侧被动翻身

（1）照护者到被照护者健侧床旁，松动被尾。

（2）照护者将枕头移向被照护者的健侧，头偏向患侧。

（3）将被照护者健侧上肢屈曲抱住患侧上肢肘部，照护者将其患侧手放在健侧肘上，保护好被照护者患侧肢体。

（4）照护者将双手从被照护者健侧肩部及背部下面插入，一手托起其患侧肩部,另一手托起其背部,将被照护者身体上半部分移向健侧床缘。

(5)照护者再将双手分别插入被照护者的腰部及臀部,一手托起其腰部,另一手托起其臀部,同时移到健侧床缘。

(6)照护者最后将双手插入被照护者的双下肢,一手托住其大腿,另一手托其起脚踝,分段将被照护者移向健侧床缘。保护好被照护者,防止坠床。

(7)照护者将被照护者患侧上肢稍外展,肘部伸直,腕关节轻度背伸,防止其患侧肢体受压。健侧上肢放于腹部。照护者帮助被照护者的健侧屈膝,使膝盖的夹角变到最小,可以节省体力。轻轻地将被照护者的健侧转向患侧。

(8)照护者一手放在被照护者的健侧肩部,另一手放在其健侧髋部,同时将身体旋转向患侧。将背枕垫于背部,以便支撑身体,30°斜侧卧位可减轻骶尾部压力。

(9)照护者双手掌心向上,放于被照护者患侧肩关节下方,轻轻地将其患侧肩关节平托出,防止患侧肩关节垂直受压。给予患侧卧位良肢位摆放,并观察被照护者的精神状态、皮肤及黏膜受压情况。

(10)照护者整理床单位,将摇铃放于被照护者枕边。

(11)照护者移回床头桌。记录翻身的时间及皮肤受压情况。

3. 双人协助由仰卧位向一侧翻身操作步骤(图 5-1-4)。

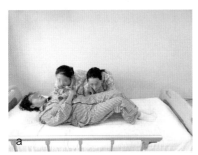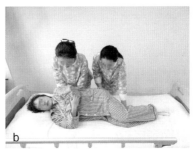

图 5-1-4　双人协助由仰卧位向一侧翻身操作步骤
a. 双人协助平移患者;b. 双人协助由仰卧位向一侧翻身

(1)双人站在床的同一侧。

(2)照护者将枕头移向被照护者近侧,一名照护者将被照护者健侧上肢屈曲抱住患侧上肢肘部,让其患侧手放在健侧肘上,保护好患侧肢体;另一名照护者将被照护者双下肢屈膝,双足踏于床面。

(3)一名照护者分别将双手从被照护者近侧肩部及腰部下面插入,一手托住其肩部,另一手托其住腰部;另一名照护者也分别将双手插入被照护者臀部及双下肢腘窝处,一手托住其臀部,另一手托住其腘窝处,两人同时将被照护者移向近侧床缘。

(4)两人同时轻轻地将被照护者翻向对侧,使被照护者的身体与床缘平行并背对照护者。将背枕垫于被照护者背部,以便支撑身体,30°斜侧卧位。保护好被照护者。

(5)照护者给予被照护者侧卧位良肢位的摆放,确保其舒适。观察被照护者的精神状态、皮肤及黏膜受压情况。

(6)照护者整理床单位,将摇铃放于被照护者枕边。

(7)照护者移回床头桌。记录翻身的时间及皮肤受压情况。

4. 三人翻身法操作步骤(图 5-1-5)

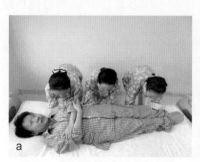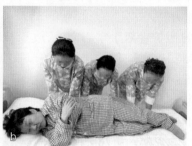

图 5-1-5 三人翻身法操作步骤
a. 三人平移患者;b. 三人翻身

(1)三人同时站在床的同一侧。

(2)照护者将枕头移向被照护者近侧,一名照护者将被照护者健侧上肢屈曲抱住患侧上肢肘部,让患侧手放在健侧肘上,保护好被照护者患侧肢体。

(3)第一位照护者双手托住被照护者的颈肩部及胸背部,一手托住其颈肩部,另一手托住其胸背部,使被照护者的颈肩部及躯干部分一起慢慢地移动。

(4)第二位照护者分别将双手插入被照护者的腰部及臀部。

(5)第三位照护者也分别将双手插入被照护者的腘窝部及小腿部,一手托住其腘窝部,另一手托住其小腿部,由第一位照护者发号口令,三人同时将被照护者移到近侧床缘。

(6)第一位照护者再次发号口令,三人同时进行翻转,将被照护者身体移向对侧,使被照护者成 30°斜侧卧位,可减轻骶尾部压力。

(7)照护者给予被照护者侧卧位良肢位的摆放,确保其舒适。观察被照护者的精神状态、皮肤及黏膜受压情况。

(8)照护者整理床单位,将摇铃放于被照护者枕边。

(9)照护者移回床头桌。记录翻身的时间及皮肤受压情况。

（四）被动翻身注意事项

1. 进行翻身前,先向被照护者解释说明被动翻身的重要性及注意事项,取得其配合。

2. 在翻身过程中,一定要动作轻柔,不能拖、拉、拽肢体,增加摩擦力,这样可以避免出现皮肤、黏膜、肢体损伤及发生骨折。翻身后立即给予被照护者良肢位摆放。

3. 在进行翻身时注意观察被照护者有无不适等情况,一旦发生,应立即停止操作。

4. 如被照护者身上留置各种管路,翻身时应妥善固定,翻身后检查管路,注意保持管路的通畅性。

5. 如被照护者身上有敷料,翻身时要观察敷料是否清洁、干燥、有无破损及脱落,如出现异常情况应立即就医,给予相应处理。

6. 保持床单位清洁、干燥、平整、无渣屑。大小便失禁者出现污渍时要及时清洁皮肤,并更换床单及衣物。

7. 翻身时注意保暖,保护被照护者的安全,防止坠床。

8. 照护者在进行翻身时一定要灵活运用人体力学原理,避免造成自身的损伤。

9. 根据被照护者的病情及康复治疗情况,选择合适的翻身方法。

## 加 油 站

坠积性肺炎是指因长时间卧床使呼吸道分泌物难于咳出,淤积于中小气管,成为细菌良好的培养基,极易诱发肺部感染。坠积性肺炎是细菌感染性疾病,多为混合感染,临床症状以发热、咳嗽和咳痰为主,尤以咳痰不利、痰液黏稠而致呛咳为主要特点,是老年患者较常见的临床并发症,危害较大,也是引起老年患者死亡的主要原因之一。因此,对长期卧床的患者要定时翻身、叩背,有助于防止预防坠积性肺炎。

对于长期卧床的患者,要协助其定时翻身、叩背,将床头抬高30°~45°,半卧位与卧位变换,有利于排痰及呼吸道分泌物的引流。叩背时取侧卧位或坐位,有节奏地自下而上、由外向内轻轻拍打背部,使支气管、细支气管内的痰液因振动而产生咳嗽反射,同时鼓励患者进行咳嗽及深呼吸,痰液随即咳出。应加强被照护者的口腔清洁,减少食物残留在口腔,防止细菌繁殖。室内通风可以减少呼吸道感染的发生,一般每次通风30分钟即可,每天2~3次。

## 划 重 点

仰卧位是指将头部放于枕上，两臂置于身体两侧，两腿自然伸直，是支撑身体底面的面积最大、最稳定的一种体位。然而，如果长时间保持一种体位，身体受压时间过长，会阻碍血液循环，继而出现压力性损伤。进行被动翻身，可以确保被照护者的安全，增加其舒适感，还可以保持体位的稳定性。

被照护者因疾病等因素使身体长期处于一种体位，导致皮肤组织长期受压，使血液循环发生障碍，继而出现压力性损伤，最有效的预防措施是定时翻身。本单元重点描述了照护者应对被照护者的病情及肢体功能障碍程度等进行准确评估，依据评估结果为被照护者进行被动翻身，包括由平卧位向患侧及健侧翻身的方法、双人翻身法及三人轴向翻身法。重点在于确保被照护者的安全，增加其舒适感，同时要运用人体力学原理，防止自身的损伤。照护者腰部应向下坐，目的是降低身体的重心；双脚可向前、后或左、右伸开，其目的是扩大支撑底面，重心越低，稳定性越强。

## 试 试 手

**思考题**

1. 如何进行三人翻身？
2. 被动翻身时的安全提示有哪些？

（李 葳）

# 第二单元
## 主动翻身

## 小 案 例

刘女士,54岁,诊断为脑梗死恢复期,经对症治疗后病情稳定。出院后意识清楚,右侧肢体活动不利,右上肢可抬离床面,右下肢可自行屈曲但不能对抗阻力,需要自行进行床上翻身。

### 一、家庭照护面临的问题

被照护者意识清楚,右侧肢体活动不利,右上肢可抬离床面,右下肢可自行屈曲但不能对抗阻力,居家期间需要照护者帮助完成翻身动作,不知道如何正确地进行自我主动翻身。

### 二、家庭照护应掌握的技能

1. 照护者掌握主动翻身的安全提示及注意事项,并在被照护者翻身过程中有效地保护其肢体及安全。

2. 照护者和被照护者掌握主动翻身的方法,被照护者在照护者的协助与指导下完成翻身动作。

## 跟 我 学

### 一、主动翻身

主动翻身是指以自己的能力,按照自身意愿和需求改变体位并调整姿势和身体的位置,而不需要外力帮助,包括自我翻身和床上移动。定期改变体位可以促进血液循环,预防或减少并发症的发生。照护者可通过翻身过程了解被照护者的活动能力,增加被照护者的康复信心,提高其日常生活活动能力。

## 二、安全提示

1. 训练过程中照护者观察被照护者的意识状况、精神状态、面色、对言语的反应,如果出现头晕、心悸、胸闷、气促、恶心、精神不佳、面色苍白等不适症状,立即停止康复训练,恢复平卧位。

2. 照护者指导被照护者完成主动翻身动作,保证被照护者处于舒适体位。

3. 训练时照护者注意保护被照护者的安全,防止跌倒、坠床等意外事件的发生,注意保护各种管路。

## 三、主动翻身康复方法

因被照护者运动功能障碍侧的肢体早期多伴有感觉障碍,该侧肢体长期受压时不适感反应迟钝。患侧肩关节、髋关节的长期受压容易导致肩关节及髋关节的挛缩和疼痛,影响日后功能的恢复。主动翻身改变体位,有利于被照护者肢体功能的恢复,增加活动空间,利于日常生活能力的提高。

(一)操作前准备

1. 观察被照护者的状态,如意识状态、生命体征、面色、肢体功能障碍程度、配合度、生活能力、有无疼痛、既往身体状况及各种管路情况。

2. 向被照护者说明主动翻身的方法及重要性,取得其理解与配合。

3. 选择适宜的枕头和床垫。

(二)主动翻身方法

1. 自我翻身法

(1)向健侧翻身(图 5-2-1)。

1)整理床上用品,使被照护者处于舒适卧位。

2)照护者站于床旁,指导被照护者翻身的动作方法及要领,并保护被照护者的安全。

3)指导被照护者取仰卧位,双手采用 Bobath 式握手(即双手交叉相握,双手掌心对称性贴在一起,十指交叉,患侧拇指置于健侧拇指之上),双手向上伸直与躯干成 90°,保持肘、腕关节伸直,必要时照护者站于患侧床旁,协助其固定肘关节。指导被照护者健侧下肢屈膝,插入患侧腿下方。

4)指导被照护者左右摆动双上肢,带动身体摆动,同时健侧下肢用力协助患侧下肢随同摆动,利用摆动的惯性将躯干和双上肢一起翻向健侧。

5)照护者将枕头放于被照护者背部用于支撑身体,协助被照护者良肢位的摆放,使其处于舒适体位。

6)翻身过程中照护者应注意观察被照护者的意识及皮肤情况,必要时给予协助。

7）整理床单位，如被照护者携带胃管、尿管等各种管路，检查管路的位置及长度，并给予妥善固定。

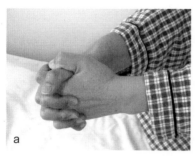
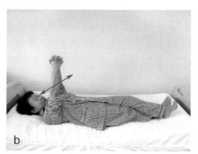
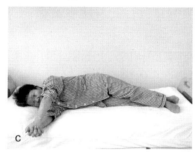

图 5-2-1　向健侧翻身
a.Bobath 式握手；b. 向健侧翻身；c. 摆向健侧

（2）向患侧翻身（图 5-2-2）

1）整理床上用品，使被照护者处于舒适卧位。

2）照护者站于床旁，指导被照护者翻身动作的方法及要领，并保护被照护者的安全。

3）指导被照护者取仰卧位，双手采用 Bobath 式握手，双手向上伸直与躯干成 90°，保持肘、腕关节伸直，必要时照护者站于患侧床旁，协助其固定肘关节。指导被照护者健侧下肢屈膝，脚置于床面。

4）指导被照护者健侧上、下肢用力将身体翻向患侧。

5）照护者将枕头放于被照护者背部用于支撑身体，协助被照护者良肢位的摆放，使其处于舒适体位。

6）翻身过程中照护者应注意观察被照

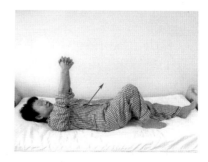

图 5-2-2　向患侧翻身

护者的意识及皮肤情况,必要时给予协助。

7)整理床单位,如被照护者携带胃管、尿管等各种管路,检查管路的位置及长度,并给予妥善固定。

2. 床上移动

(1)床上横向移动(图 5-2-3)

1)整理床上用品,使被照护者处于舒适卧位,如其携带胃管、尿管等各种管路,确保各管路妥善固定。

2)照护者站于床旁,指导被照护者移动的方法及要领,并保护其安全。

3)指导被照护者取仰卧位,健侧手抱住患侧肘关节置于胸前,患侧手置于健侧肘部,保护好上肢。

4)指导被照护者健侧足插入患侧腿下方,抬起患侧下肢向一侧移动。

5)指导被照护者健侧足、肩部、上肢支撑床面,抬起臀部,将臀部移向同侧。

6)指导被照护者抬起头部、肩部、上部躯干向同侧移动。

7)重复以上过程直至将身体移动至需要的位置。

8)移动过程中照护者需注意观察被照护者的意识及皮肤情况,必要时给予协助。

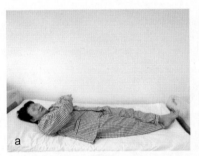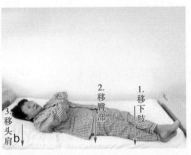

图 5-2-3　床上横向移动
a. 开始横移;b. 移动过程

(2)床上纵向移动(图 5-2-4)

1)整理床上用品,使被照护者处于舒适卧位,如其携带胃管、尿管等各种管路,确保各管路妥善固定。

2)照护者站于床旁,指导被照护者移动的方法及要领,并保护其安全。

3)指导被照护者取仰卧位,健侧下肢屈膝,肘部稍屈,如有床档或床边梁可手握床档。

4)指导被照护者利用健侧上肢及下肢的力量带动身体向上移动。

5）重复以上过程至将身体移动至需要的位置。

6）移动过程中照护者需注意观察被照护者的意识及皮肤情况,必要时给予协助。

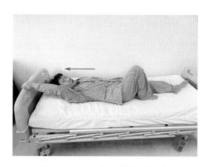

图 5-2-4　床上纵向移动

（三）主动翻身注意事项

1. 被照护者较多存在患侧肢体感觉障碍,注意检查身下是否有异物、管路,保持床铺干净整洁,防止发生压力性损伤。

2. 翻身过程中,照护者应注意观察被照护者患侧皮肤的情况。

3. 照护者应鼓励被照护者主动练习,增强其康复的信心。

4. 训练过程中,照护者始终在床旁保护被照护者的安全,防止坠床。

5. 训练时应注意劳逸结合,避免过度训练导致异常的姿势产生。

6. 被照护者如携带胃管、尿管等管路,翻身前后应检查各种管路,确保管路安全,避免牵拉管路造成脱管。

7. 翻身后保证被照护者处于舒适体位,避免异常体位。

8. 训练过程中,必要时照护者可给予被照护者协助,注意动作要缓慢、轻柔,避免牵拉肢体,防止关节损伤。

9. 照护者要根据季节变化选择被服,避免影响肢体血液循环和活动,注意被照护者的保暖。

## 加 油 站

感觉分为浅感觉、深感觉、复合感觉。浅感觉包括痛觉、温度觉、触觉;深感觉包括运动觉、位置觉、震动觉;复合感觉包括实体觉、图形觉、两点辨别觉、定位觉、重量觉等。感觉障碍是指机体在感知刺激(如疼痛、温度、位置、震动等)的过程中出现困难和异常,是神经系统疾病的常见症状之一,包括感觉丧失、迟钝、过敏等。感觉障碍对人的各种心理过程存在广泛的影响,从而造成知觉障碍;使运动反馈信息紊乱,造成运动功能障碍。感觉丧失或迟钝容易造成跌倒、压力性损伤、烫伤、冻伤、擦伤等意外事件,适度感觉刺激有利于纠正异常肌紧张,抑制异常姿势和运动模式的出现。感觉功能训练应建立感觉-运动训练一体化的概念,同一动作或同一种刺激反复多次,避免频繁更换,训练过程应循序渐进、由简单到复杂。

## 划 重 点

主动翻身可增加被照护者的活动空间,增强其康复信心,提高其日常生活活动能力。本单元重点描述了照护者应在主动翻身前对被照护者进行评估,指导被照护者进行主动翻身,包括自我翻身及床上移动。照护者在训练过程中应注意被照护者的安全,避免发生跌倒、坠床。

## 试 试 手

### 思考题

1. 如何完成主动向患侧翻身?
2. 主动翻身的注意事项有哪些?

（乐 捷）

# 第三单元
## 床上运动

## 小 案 例

李先生,63 岁,诊断为脑出血恢复期,经对症治疗后病情稳定。出院后目前意识清楚,右侧肢体活动不利,需要卧床进行右侧肢体活动。

### 一、家庭照护面临的问题

被照护者意识清楚,右侧肢体活动不利,右上肢不能抬起,右下肢仅可抬离床面,卧床不能自行坐起,需在他人的帮助下才能坐稳,居家期间大部分时间处于卧床期,不知道如何正确地进行床上运动。

### 二、家庭照护应掌握的技能

1. 照护者掌握床上运动的安全提示及注意事项,并在被照护者床上运动过程中有效保护其肢体及安全。
2. 照护者和被照护者掌握床上运动的方法,被照护者在照护者的协助与指导下完成床上活动。

## 跟 我 学

### 一、床上运动

床上运动包括上肢运动训练、下肢运动训练、坐位及坐位平衡训练,可分为主动运动和被动运动。被动运动是指完全依靠外力完成的运动,外力可为重力,也可为康复器具、他人或者自己健侧肢体产生的力量,适用于被照护者一侧肢体不能完全活动时。主动和主动助力运动是指在自己或他人一定的帮助下完成的运动,适用于被照护者一侧肢体运动协调和控制差时。

床上运动可以保持关节活动度,防止发生关节挛缩等失用情况,改善循环及呼吸功能,预防周围神经损伤,使被照护者习惯移动,促进肢体运动功能恢复。主动与被动运动相结合,循序渐进,鼓励被照护者主动和主动助力运动直至能独立完成床上运动。

## 二、安全提示

1. 训练过程中照护者应观察被照护者的意识状况、精神状态、面色、对言语的反应,如出现头晕、心悸、胸闷、气促、恶心、精神不佳、面色苍白等不适,应立即停止康复训练,恢复平卧位。

2. 照护者应动作轻柔,注意保护被照护者的肢体,不妨碍组织的愈合,不增加疼痛。

3. 训练时照护者注意保护被照护者的安全,防止发生跌倒、坠床等意外事件,注意保护各种管路。

## 三、床上运动康复方法

被照护者不能控制躯体活动时,早期的床上运动可以帮助被照护者为进一步的坐位活动及行走等做准备。在康复的各个阶段均能从床上运动的练习中受益。此外,在卧位时,被照护者不必对抗重力保持躯体直立,照护者仅需要较少力量即可以确保被照护者运动的准确。

(一)操作前准备

1. 观察被照护者的状态,如意识状态、生命体征、面色、肢体功能障碍程度、配合度、生活能力、有无疼痛、既往身体状况及各种管路情况。

2. 向被照护者说明床上活动的方法及重要性,取得其理解与配合。

3. 选择适宜的被照护者训练方法及体位,制订训练计划。

(二)床上运动方法

1. 上肢运动训练

(1)肩关节活动(图5-3-1)

1)上臂抬举:被照护者取仰卧位或坐位,双手交叉相握,双手掌心对称性贴在一起,十指交叉,患侧拇指置于健侧拇指之上(Bobath握手),上臂充分向前伸,肩胛骨前伸,健侧上肢缓慢带动患肢上举过肩至头部上方,再缓慢放下。重复此动作至被照护者不能耐受,过程中肩关节应在无痛范围内充分运动。注意保持肘部伸直,如被照护者不能保持上臂伸直动作,照护者可一手扶被照护者手,一手扶其肘部,协助其保持上臂伸直。被照护者在仰卧位时进行此项训练,应注意身体尽量靠近床尾,以便抬举。被照护者坐位训练时,应选择有靠背和扶手的椅子,以保障其安全。

2）上肢伸展：照护者一手抓握被照护者的患手，抓握接触其手背或手掌，缓慢向头部方向抬起被照护者的上肢，另一手调整肱骨头的位置以维持肩关节正常位置逐渐移动上臂直到被照护者肩关节抬起。

3）上肢外展：照护者站于被照护者身边，一手抓握被照护者手，一手抓握其手腕，缓慢向头部方向抬起至垂直于床面后，活动其患侧上肢进行外展。活动过程中，注意保护被照护者的肩关节，充分暴露其患侧上肢及肩部，以观察导致疼痛的体位，确保全范围的活动。

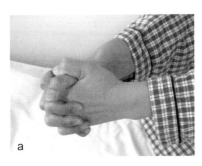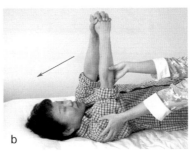

图 5-3-1　肩关节活动
a. Bobath 握手；b. 上臂抬举

（2）肘关节活动（图 5-3-2）

1）肘关节弯曲、伸展：照护者一手支撑被照护者的肘部，另一手握住其前臂，缓慢屈伸肘关节。

2）前臂旋前、旋后：照护者将被照护者前臂处于屈肘位，双手握住其手，将其前臂向内侧旋转（旋前），向外侧旋转（旋后）。

（3）腕关节活动（图 5-3-3）：照护者一手固定被照护者的前臂，另一手抓握接触其手背或手掌，将其手腕向手掌弯曲（掌屈，图 5-3-3a），向手背弯曲（背屈，图 5-3-3b）。训练过程中，注意保持被照护者的前臂处于垂直抬起的状态，固定其前臂的手可以轮替。

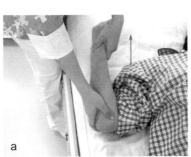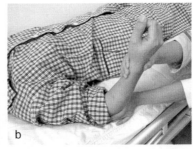

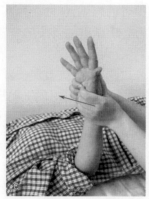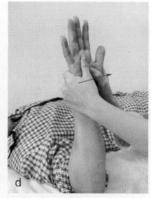

图 5-3-2 肘关节活动
a. 肘屈曲;b. 肘伸展;c. 肘旋前;d. 肘旋后

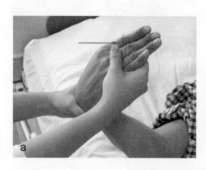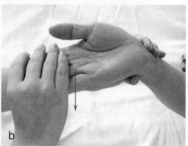

图 5-3-3 腕关节活动
a. 腕掌曲;b. 腕背曲

(4)手指关节活动(图 5-3-4):照护者一手固定被照护者的手掌,另一手抓握其手指,向手背伸展。活动手指关节时,可以单个手指依次训练,也可以四个手指同时训练。

2. 下肢运动训练

(1)搭桥运动(图 5-3-5):有利于训练被照护者的下肢负重、脊柱和髋关节的稳定性,为下一步康复训练做准备。搭桥运动包括双侧桥式运动、一侧桥式运动及动态桥式运动,宜根据被照护者的肢体运动障碍程度选择合适的训练方法。

1)双侧桥式运动:被照护者取仰卧位,头部置于枕上,双手放松,放于身体两侧。

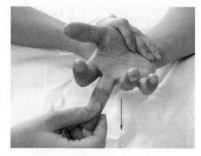

图 5-3-4 手指关节活动

照护者协助被照护者屈膝屈髋,双脚完全平放于床面上,足跟不必置于膝盖正下方。照护者一只手放在被照护者活动不灵活侧的大腿上,向下压住膝关节,另一只手轻拍照护者活动障碍侧的臀部,刺激其活动,协助其将臀部抬起,保持一段时间后缓慢放下。指导被照护者将臀部从床上抬起时,始终保持水平位置;注意控制膝关节,避免膝部伸直或倒向侧面;运动过程中保持双足完全平放于床面,避免仅脚尖或足跟着床。

2)一侧桥式运动:随着控制能力的改善,被照护者可以完成双侧桥式运动,照护者指导其完成活动障碍侧下肢负重的一侧桥式运动。指导被照护者取仰卧位,活动不灵活侧下肢屈膝,足置于床面,另一侧下肢悬空,完成抬臀动作。

3)动态桥式运动:为进一步加强下肢内收、外展的控制能力,指导被照护者取仰卧位,屈膝屈髋,双足平放于床面,双膝并拢,活动灵活侧下肢保持中立位,活动不灵活侧下肢交替进行内收、外展动作,注意控制动作幅度及速度。

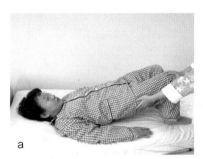
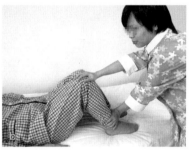
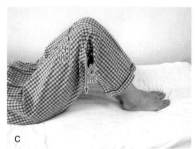

图 5-3-5 搭桥运动
a. 双侧桥式运动;b. 一侧桥式运动;c. 动态桥式运动

(2)下肢关节的被动活动(图 5-3-6)

1)髋关节、膝关节活动:①照护者一手扶住被照护者的膝部,另一手握住其足部,边屈膝屈髋边将足部向上抬起;②照护者一手扶住被照护者的膝部,另一手握住其足部,保持膝部伸直,向上抬起下肢。

2）踝关节活动：照护者一手固定被照护者的脚踝，另一手按住其足底或足背，弯曲脚踝（背屈），伸直脚踝（跖屈）。

3）足趾活动：照护者使用双手将被照护者脚趾向足背弯曲（后屈），然后一只手握住足部将其固定，另一只手握住脚趾将其向足底弯曲（前屈）。

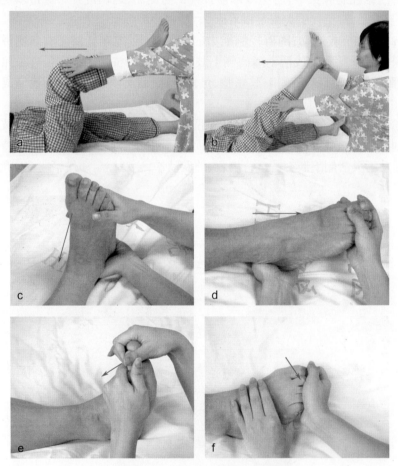

图 5-3-6　下肢关节的被动活动
a. 屈膝屈髋；b. 伸髋；c. 踝背屈；d. 踝跖屈；e. 趾后屈；f. 趾前屈

3. 坐位及坐位平衡（图 5-3-7）　在病情允许的情况下，鼓励被照护者尽早坐起，以防止发生坠积性肺炎、深静脉血栓形成、压力性损伤、直立性低血压等并发症。

（1）坐位耐力训练：对于长期卧床者，为避免发生直立性低血压，应先进行坐位耐力训练，依次从 30° 开始，逐渐增加到 45°、60°、90°，当一个角度能坚持

30分钟且不发生直立性低血压时,才可增加角度。当被照护者在90°坐位可坚持30分钟后,方可进行床边起坐训练。

(2)床边起坐训练:照护者站于床旁,协助被照护者移至床边,指导其将活动良好侧的足部插入活动不灵活侧的足下,照护者一手托住被照护者的肩部,另一手握住其膝关节侧上方,协助被照护者用活动灵活侧下肢将活动不灵活侧下肢带至床边垂下,保持膝关节屈曲,同时指导被照护者用活动灵活侧肢体支撑起躯干。

(3)坐位平衡训练:指导被照护者无支撑坐于床边,髋、膝、踝关节屈曲90°,双足平放于地面与肩同宽,双手放于身体两侧或膝部。开始训练时被照护者易向活动不灵活侧倾倒,照护者可并排坐于被照护者活动不灵活侧,从旁协助其调整姿势及保护安全。

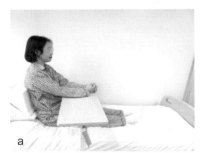
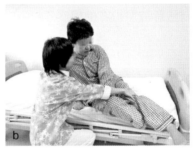
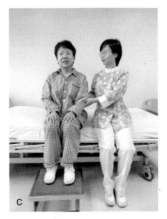

图 5-3-7　坐位及坐位平衡
a.床上坐位;b.床边起坐;c.床边坐位

(三)床上运动注意事项

1. 根据被照护者的病情、精神状态、生命体征情况制订康复计划。

2. 血压过高者应先控制血压,再进行训练。

3. 照护者根据被照护者的自理情况选择康复训练方法,鼓励被照护者主动参与康复训练。

4. 注意康复训练的时机,训练时间宜选择在两餐之间,不应在进餐后立即进行训练。

5. 康复训练时应注意训练方法,劳逸结合,避免过度训练,避免误用、过用的发生。

6. 照护者应动作轻柔、平稳,具有节律性,遵循节力原则。

7. 训练过程中照护者应注意被照护者的情况和训练时的反应,每一个动作重复 5~10 次,重复次数根据被照护者的情况、耐受能力和训练时的反应决定。

8. 训练过程中应动作缓慢、轻柔,避免牵拉肢体,防止关节损伤。

9. 照护者需根据季节变化为被照护者选择衣物,避免影响肢体活动和血液循环,注意被照护者的保暖。

## 加　油　站

挛缩是指肌肉或关节长期处于痉挛状态或某种特定位置,致使肌肉萎缩、关节变形和固定,进而造成机体功能障碍和产生局部疼痛。多由关节、软组织、肌肉缺乏活动或被动运动范围受限所致,是影响疾病康复和降低被照护者生活质量的重要原因。挛缩常见于脑血管病、占位性病变、各种脑炎、脊髓炎、脑损伤、脱髓鞘疾病、脊髓血管病、锥体外系疾病等引起的肢体活动不灵活者。

肢体挛缩时,因肌肉、关节活动范围受限,使被照护者的肢体运动受到不同程度的影响,进而影响被照护者的运动功能和日常生活活动能力。肢体挛缩发生后,如未进行有效的康复训练,可严重影响被照护者的生活质量,增加家庭和社会负担。被照护者的生命体征平稳后应尽早进行关节活动,鼓励被照护者尽快从被动活动开始,逐渐过渡到主动康复训练,逐步提高和恢复日常生活活动能力。

## 划　重　点

早期康复可以最大程度地减少残疾对正常生活的影响。早期床上运动可以帮助被照护者为进一步的坐位活动、行走等做准备,在康复的各个阶段,被照护者均能从床上运动的练习中受益。本单元重点描述了照护者应在床上活动前对被照护者进行评估,指导并协助被照护者进行床上运动,包括上肢运动训练、下肢运动训练、坐位及坐位平衡训练。照护者在训练过程中应注意被照护者的安全,遵循节力原则。

## 试 试 手

### 思考题

1. 搭桥运动包括哪些? 如何进行搭桥运动?
2. 主动翻身康复的注意事项有哪些?

(乐 捷)

# 第六章
## 转移康复护养

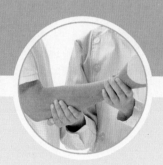

　　在照护过程中,体位转移是尤为重要的照护内容,它是帮助被照护者从一种姿势转移到另一种姿势的过程,其中包含床与轮椅的转移、轮椅与坐便的转移、立位转移等。肢体功能障碍常导致被照护者坐 - 立位转移功能障碍、步行障碍等,限制了被照护者的活动范围,严重影响了被照护者的出行及生活质量。轮椅是步行障碍人士的重要出行工具,而轮椅移乘是肢体功能障碍者在日常生活活动中经常使用的技能,正确使用轮椅移乘方法能避免被照护者及照护者在转移过程中发生意外损伤,也能减轻照护者的照护压力。随着被照护者肢体功能的恢复,正确进行步行训练,帮助被照护者恢复行走或借助辅助器具行走,有助于提高被照护者的独立生活能力,增强其康复的信心。

　　本章内容重点介绍了正确的轮椅移乘、步行训练的康复方法以及注意事项。通过典型病例情境再现,让照护者更清晰地了解在转移及步行训练过程中保证安全的重要性,掌握轮椅移乘及步行训练康复护养的动作要点,根据被照护者的肢体功能情况给予正确、适合的转移及步行方法指导,使得被照护者较为轻松地完成转移及步行动作,减少跌倒等意外的发生。扩大被照护者的活动范围,提高其转移及步行能力,方便其出行,使其能参与社会活动,回归或者部分回归工作岗位。

# 第一单元
## 轮椅移乘康复

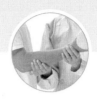

## 小 案 例

王先生,57 岁,1 个月前突发右侧肢体麻木伴活动不利,急送医院检查诊断为脑出血,经保守治疗后好转。目前病情稳定,意识清楚,右侧肢体活动障碍,有独立静态坐位平衡,轮椅移乘动作需要大部分协助。

### 一、家庭照护面临的问题

被照护者意识清楚,右侧肢体活动障碍,可独坐于床旁,但动态平衡能力差,居家后不能使用正确的方法完成轮椅移乘动作,存在较大的安全隐患及照护压力。

### 二、家庭照护应掌握的技能

1. 通过布氏分期(是针对脑卒中的评定与治疗,归纳出卒中后肢体功能恢复 6 个阶段的划分方法,详见"加油站")运动功能评定,被照护者右上肢为Ⅱ期,右手为Ⅱ期,右下肢为Ⅲ期;根据改良 Barthel 指数量表进行评定,转移能力得分为 3 分。被照护者可少量参与并配合完成转移动作。

2. 在照护者保证被照护者安全的前提下,体现其自我照护能力,提高其生活质量。随着被照护者肢体功能的恢复和转移能力的提高,照护者能使用正确的方法判定其转移能力并给予适当帮助,使被照护者能够顺利完成床与轮椅之间的转移动作。

## 跟 我 学

### 一、轮椅移乘康复

轮椅移乘是指被照护者在床与轮椅之间的身体转换动作,是被照护者日常生活活动中的关键动作。移乘动作的掌握程度决定被照护者的活动范围及日常生活活动的自理程度。

## 二、安全提示

1. 指导照护者选择适合被照护者的轮椅,避免轮椅选择不当导致被照护者异常坐姿。

2. 移乘时,照护者应与被照护者的身高、体重相匹配,避免相差悬殊,发生跌倒等意外。

3. 照护者及被照护者在进行移乘时勿穿拖鞋,被照护者勿自行进行移乘,避免安全隐患。

4. 被照护者处于轮椅坐位时注意正确摆放患侧上肢,保护好患侧肢体,系好安全带。

## 三、轮椅移乘康复方法

(一) 轮椅移乘康复流程

1. 解释评估。

2. 用物准备。

3. 被照护者转移能力评定。

4. 确定适当的转移方法。

5. 使用正确的方法进行转移。

6. 告知被照护者相关注意事项。

(二) 轮椅移乘评估

1. 一般评估

(1) 身体方面:掌握被照护者的整体情况,包括:①了解一般状况;②了解现病史及既往史;③掌握意识、情绪、精神状况;④掌握认知、语言、肢体功能及感觉状况;⑤配合情况;⑥坐位平衡能力。

(2) 心理:掌握被照护者的心理状况和社会角色。

(3) 社会健康问题:掌握被照护者的就医、经济及家庭成员状况。

2. 轮椅移乘能力评估 根据改良 Barthel 指数量表评定肢体功能障碍者床与轮椅之间的转移能力,具体评级标准如下。

0 分:完全依赖或需要两个人从旁协助或要使用器械帮助转移。

3 分:某种程度上能参与,但在整个活动过程中需要别人提供协助才能完成。

8 分:能参与大部分活动,但在某些过程中仍需要别人提供协助才能完成整项活动。

12 分:除准备或收拾时需要协助外,可以自行转移;或者过程中需要有人从旁监督或提示,以保障安全。

15 分:自行在床椅之间来回转移,无须他人从旁监督、提示或协助。

(三)轮椅移乘方法

被照护者的条件:生命体征平稳,无病情变化,能配合轮椅转移训练,有独立坐位平衡,右侧肢体活动障碍,布氏分期为右上肢Ⅱ期,右手Ⅱ期,右下肢Ⅲ期,床与轮椅转移动作中起身、转身、移动、调整坐姿需要照护者从旁协助。

用物准备:根据被照护者的身高、体重选择合适的轮椅;必要时配备轮椅板;检查轮椅轮胎充气、手刹、脚踏板性能等,轮椅呈备用状态。

照护者准备:取下身上的尖锐物品,如手表等;穿戴整洁。

被照护者准备:若有管路留置,为其妥善固定,防止脱管;穿好衣物。

1. 大量帮助(某种程度上能参与,主观努力能完成 25%~50% 的转移动作,需要别人提供 50%~75% 的协助)下完成床到轮椅的转移步骤(图 6-1-1)

(1)移开床边物品,如桌椅等,保证充分的转移空间,无障碍物。

(2)将轮椅推至床边放于被照护者健侧,与床成 30°~45°,刹住轮椅手闸,收起脚踏板。

(3)协助被照护者端坐于床边,被照护者双足踩地与肩同宽,用健侧上肢将整个患侧上肢托起,使双肩平齐并保护好患侧肩、肘、腕关节及手部,防止肘关节、手及腕部悬空。

(4)照护者帮助被照护者稍向前调整坐姿,被照护者将重心前移,上身紧贴于照护者肩部,照护者双膝夹住被照护者患侧膝关节,双手抓紧其裤腰,但要注意避免造成被照护者的皮肤损伤。照护者头看向轮椅方向,确定好轮椅位置。

(5)照护者发出的"1、2、3、起"口令,协助被照护者一同起身,稳住重心后,被照护者以健足为轴缓慢移动至轮椅。在移动过程中照护者需要注意此时仍要双膝夹紧被照护者的患侧膝关节。

(6)移动至轮椅后,被照护者在保护下缓慢坐下。

(7)照护者从后方环抱住被照护者,帮其向后调整好坐姿。

(8)被照护者利用健足放下脚踏板,健足从患足下方钩住踝部,将患足放于脚踏板上摆正后,再将健足放于脚踏板上并摆正。

(9)照护者帮助被照护者系好安全带,被照护者保持正确坐姿,腰部挺直,双肩平齐,头部居中,双眼平视前方,患侧上肢平放于轮椅手扶上,为防止被照护者上肢控制不稳滑落,可在轮椅扶手上安装大小合适的木板,帮助其患侧上肢保持正确姿势。

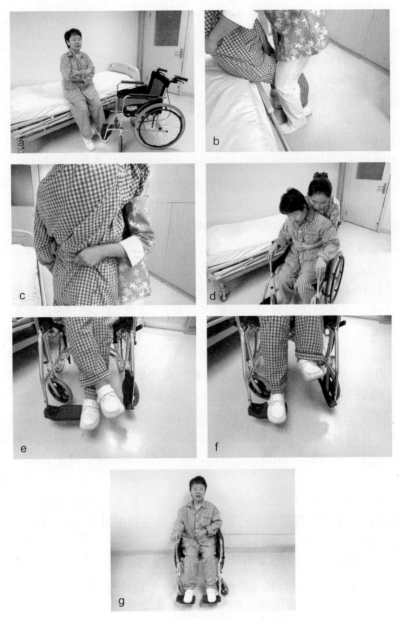

图 6-1-1 在大量帮助下完成床到轮椅的转移
a. 端坐床边；b. 夹紧患侧膝关节；c. 抓紧裤腰；d. 调整坐姿；
e. 摆放患足；f. 摆放健足；g. 轮椅正确坐姿

2. 少量帮助（能参与大部分转移动作，主观努力能完成 75%，但在某些过程中仍需要别人提供 25% 的协助）下完成床到轮椅转移步骤。

（1）移开床边物品，如桌椅等，保证充分的转移空间，无障碍物。

（2）照护者将轮椅放于被照护者健侧，与床成 30°~45°，刹好手闸。

（3）被照护者坐于床边，双足平放于地面，与肩同宽，上身稍前倾，重心前移。

（4）照护者在被照护者起身时用膝关节顶住其患侧膝关节处帮助固定，同时保护患侧肩关节，协助被照护者完成起身动作（图 6-1-2）。

（5）被照护者起身站稳后以健足为轴缓慢移至轮椅，对准后坐下，自行调整好坐姿，若不能自行完成，照护者帮其调整。

（6）被照护者健足放下脚踏板，健足托起患足踝关节处，将患足放于脚踏板上后，健足也放于脚踏板上，摆放好双足。

（7）系好安全带，保持正确坐姿，保护好患侧肩、肘、腕关节。

3. 独立完成床到轮椅主动转移步骤

（1）移开床边物品，如桌椅等，保证充分的转移空间，无障碍物。

（2）照护者将轮椅放于被照护者健侧，与床成 30°~45°，刹好手闸。

（3）被照护者坐于床边，双足平放于地面，与肩同宽。

（4）被照护者完成主动起身动作，双手交叉握住，患手拇指放在健手拇指之上，双臂向前伸直，上身稍前倾，重心前移超过双脚，起身站稳后以健足为轴缓慢移动至轮椅并坐下，照护者可在旁保护（图 6-1-3）。

（5）调整好坐姿，用健足放下脚踏板，摆放好双足。

（6）系好安全带，保护好患侧上肢。

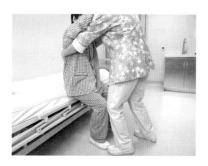

图 6-1-2　少量帮助下完成起身

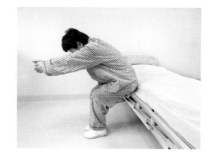

图 6-1-3　主动起身

（四）轮椅移乘注意事项

1. 转移前做好解释沟通，取得被照护者的信任与配合。

2. 照护者事先全面评估被照护者的认知、体重、平衡能力、肢体功能等情况，确定转移方式，在转移过程中根据被照护者的情况给予适当的帮助。

3. 被照护者选择合适的鞋袜、衣裤，方便转移，以防跌倒。

4. 转移空间宽敞、明亮、无障碍物、地面干燥。

5. 照护者应加强自我防护,穿防滑鞋,掌握转移技巧,转移时依靠下肢力量,髋膝关节微屈曲,但腰背及头颈伸直,协助被照护者旋转时避免腰部过度用力,以节力为原则,避免照护者自身损伤。

6. 被照护者在进行独立的床与轮椅之间转移训练时需要有较好的立位平衡,并在照护者的保护下完成,勿自行完成,防止发生跌倒等意外。

7. 在转移过程中要注意保护被照护者的患侧肢体及皮肤,避免暴力操作或轮椅碰伤肢体,避免长时间坐于轮椅发生骶尾部皮肤压力性损伤,应掌握好坐轮椅的时间或定时抬高臀部减压。

8. 轮椅到床、轮椅与坐便、椅与轮椅之间的转移动作要领与床到轮椅转移的动作要领相同。

## 加 油 站

布氏分期是康复经典理论,它将肢体功能恢复分为 6 个阶段,已在康复治疗界得到广泛应用(表 6-1-1)。

表 6-1-1    布氏分期

| 分期 | 表现 |
| --- | --- |
| Ⅰ期 | 肢体及手无任何运动 |
| Ⅱ期 | 上肢仅出现协同运动,手仅有极细微的屈曲,下肢仅有极少的随意活动 |
| Ⅲ期 | 上肢可随意发起协同运动,手可有钩状抓握,但不能伸指;下肢在坐位和站位上有髋、膝、踝的协同性屈曲 |
| Ⅳ期 | 共同运动模式变弱,分离运动开始出现;上肢出现脱离协同运动的活动;手能侧捏及松开手指,有半随意的小范围伸展;下肢在坐位时可屈膝 90°以上,足可向后滑动,在足跟不离地的情况下踝能背屈 |
| Ⅴ期 | 协同运动基本消失,分离运动更加充分;上肢伸肘位肩可外展 90°,前臂可旋前、旋后,肘伸直,前臂中立位时上肢可举过头;手可进行球状和圆柱状抓握,手指同时伸展,但不能单独伸展;健腿站,患腿可先屈膝,后伸髋;伸膝位踝可背屈 |
| Ⅵ期 | 患肢协同运动完全消失,各关节运动较灵活,分离运动大致正常;上肢运动协调接近正常,但速度比健侧慢;手能完成所有抓握动作,但速度和准确性比健侧差;下肢在站立位时可髋外展到抬起该骨盆所达到的范围,坐位下伸膝可内外旋下肢,足可内外翻 |

在日常生活或临床中,经常会看到肢体功能障碍的人乘坐的轮椅为随意挑选,缺乏对疾病的针对性,或过大或过小。以一侧肢体功能障碍为例,应该怎样挑选合适的轮椅呢?

1. 座位的宽度　座位两侧档板与臀部两侧之间应各留出 3cm 或者两横指的空隙,注意宽度是指轮椅两侧扶手档板之间的距离。

2. 座位深度　是指靠背到座位前缘之间的距离,使用者端坐,腰、臀贴于靠背上,屈膝时腘窝与座位前缘应空出约 6cm 或四横指的距离。

3. 座位高度　坐下时测量足跟(或鞋跟)至腘窝的距离,再加 4cm,放置脚踏板时,脚踏板离地面 5cm。

4. 靠背高度　靠背上缘位于腋下 10cm 的位置。

5. 扶手高度　坐下时上臂垂直,前臂平放于扶手之上,测量椅面到前臂下缘的距离,加上 2cm 为宜。

6. 坐垫　厚度 5~10cm。

7. 轮椅板　易于装卸、便于清洁。此外,应选择带有安全带的轮椅,保证安全。

# 划　重　点

被照护者因疾病或者年龄增长而导致肢体功能障碍,造成其行动及出行不便,很大程度上限制了被照护者的活动范围,部分被照护者的日常生活活动局限于床上完成,生活质量低下,生活自理能力得不到提高,丧失康复信心。本单元重点讲述了照护者根据被照护者转移能力的评估结果,使用正确的方法帮助被照护者顺利完成床与轮椅之间、床与坐便之间等的转移,扩大被照护者的活动空间,方便其出行,建立其康复的信心。

# 试　试　手

## 思考题

1. 轮椅移乘前的准备工作有哪些?
2. 轮椅移乘时的注意事项有哪些?

(邓巧婧)

# 第二单元
# 步行康复

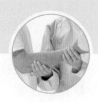

## 小 案 例

李先生,49岁,46天前突发右侧肢体活动不利,急送当地医院诊断为脑出血,经保守治疗后好转。目前病情稳定,意识清楚,右侧肢体活动障碍,有立位平衡,步行动作需大部分协助。被照护者出院后,建议家庭延续护理,进行步行训练。

一、家庭照护面临的问题

被照护者意识清楚,右侧肢体活动障碍,居家后可独自站立10分钟,但不能使用正确的方法进行步行训练,存在较大的安全隐患。

二、家庭照护应掌握的技能

1. 照护者通过布氏分期运动功能评定,被照护者的右上肢为Ⅲ期,右手为Ⅱ期,右下肢为Ⅳ期;根据改良Barthel指数量表评定,步行得分为3分。被照护者可少量参与并配合完成步行动作。

2. 在保证被照护者安全的前提下,随着肢体功能的恢复,根据被照护者的具体情况进行正确的步行训练。

## 跟 我 学

一、步行

步行是人类最为原始、最主要的移动方法。因年龄增长或疾病所致步行困难,经过系统的训练,以恢复独立或辅助步行能力的方法,即为步行训练。

## 二、安全提示

1. 被照护者应有较好的立位平衡功能才可以进行步行训练。
2. 照护者与被照护者在训练过程中不能穿拖鞋,防止跌倒。
3. 步行训练时使用的辅助器具应处于备用状态,无安全隐患。
4. 训练环境应宽敞、明亮、地面干燥无渍、无障碍物。

## 三、步行康复方法

(一) 步行训练康复的流程

1. 解释评估。
2. 步行能力评定。
3. 选择适当的辅助器具。
4. 使用正确的方法进行适当的步行训练。
5. 告知被照护者相关注意事项。

(二) 步行训练评估

1. 一般评估

(1)身体方面:掌握被照护者的整体情况,包括:①了解一般状况;②了解现病史及既往史;③掌握意识、情绪、精神状况;④掌握认知、语言、肢体功能及感觉状况;⑤配合情况;⑥立位平衡能力。

(2)心理:掌握被照护者的心理状况和社会角色。

(3)社会健康问题:掌握被照护者的就医、经济及家庭成员状况。

2. 步行能力评定　根据改良 Barthel 指数量表评估步行障碍者的步行能力,具体评级标准如下。

平地行走:行走从患者站立开始,在平地步行 50m。有需要时可戴上及除下脚架或义肢,并能适当地使用助行器。

0 分:完全不能行走。

3 分:某种程度上能参与,但在整个活动过程中需要别人提供协助才能完成。

8 分:能参与大部分活动,但在某些过程中仍需要别人提供协助才能完成整项活动。

12 分:可自行步行一段距离,但不能完成 50m;或者过程中需要有人从旁监督或提示,以保障安全。

15 分:可自行步行 50m,并无须他人从旁监督、提示或协助。

(三) 步行训练方法

被照护者的条件:生命体征平稳,无病情变化,能配合训练,右侧肢体活动障碍,布氏分期为右上肢Ⅲ期,右手Ⅱ期,右下肢Ⅳ期,有静态立位平衡。

环境准备:地板状态良好、地面无水渍、干燥、无障碍物、宽敞明亮。

用物准备:拐杖、助行器等辅助器具呈备用状态。

照护者准备:着装整洁,衣物合适得体,勿穿拖鞋。

被照护者准备:配合训练,穿合适的衣物、鞋袜(尽量选择防滑效果好、搭扣、薄底鞋)。若有管路留置,应妥善固定,防止脱管。

步行训练步骤如下。

1. 照护者向被照护者说明步行训练的方法及目的,取得信任及配合。

2. 步行前期的训练

(1)重心转移训练:照护者帮助被照护者进行站起和坐下训练,锻炼其身体控制、重心转移及平衡能力。照护者站于被照护者的患侧,被照护者端坐于轮椅上(或者床边、椅子上),刹好手闸,双足分开与肩同宽,踩于平地,双手交叉握住,患手拇指在上,双臂在胸前伸直,上身前倾,重心超过双脚,在照护者的保护下完成站立。坐下时动作要领同前。

(2)患侧负重训练:被照护者靠墙站立,健侧上肢将患侧上肢托于胸前,双肩平齐。照护者坐于被照护者的前方,一手帮助扶稳并固定被照护者的髋关节,一手固定其患侧膝关节,使患侧膝关节稍屈曲5°~10°,被照护者将重心压至患侧下肢,每次训练时间不宜过长,每5~10分钟放松休息一次。

(3)模拟迈步训练:被照护者健手扶住安全扶手,健腿负重站立,照护者半蹲于被照护者患侧后方,一手扶其患侧小腿处,一手扶其患侧踝关节处,帮助被照护者完成向前迈步的动作,使其足跟先着地,并防止其足部内翻(图6-2-1)。

3. 辅助行走训练(图6-2-2)

(1)侧方辅助行走:照护者站在被照护者的患侧,一手握住被照护者的患手,使其掌心向前,另一手放于被照护者的胸前,并托住其患侧上肢,帮助被照护者缓慢行走,并注意纠正异常姿势。

(2)后方辅助行走:照护者站于被照护者后方半步位置,双手扶稳被照护者的髋关节,帮助其平稳行走,当其迈步时,辅助患髋向前,同时防止躯干及髋关节过度前倾、前屈。

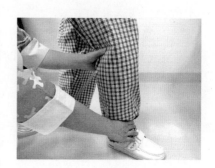

图 6-2-1　模拟迈步

(3)使用拐杖辅助步行

1)三点步行:被照护者健手握住拐杖,先将拐杖伸出,之后患脚向前迈步,健脚再向前迈步,两脚并拢。照护者可在被照护者患侧稍后方小于半步的距离处保护,与被照护者保持相同的迈步动作。

2)两点步行:被照护者健手握住拐杖,在将拐杖伸出去的同时,将患脚伸出,再伸出健侧脚,两脚并拢。照护者可在被照护者患侧稍后方小于半步的距离处保护,与被照护者保持相同的迈步动作。

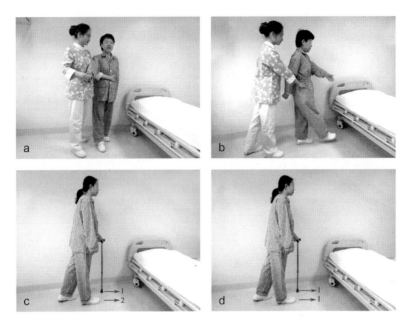

图 6-2-2　辅助行走
a. 侧方辅助;b. 后方辅助;c. 三点步行;d. 两点步行

4. 独立步行训练

(1)起步时,被照护者身体直立,双肩在同一水平位置,双眼向前看,足尖抬高,落地时足跟着地,步行时双臂自然摆动。

(2)照护者在被照护者稍后方保护,并用语言提醒被照护者集中注意力,保持正确的步行姿势,也可以在训练区域每 50m 处划一条醒目的直线,提示被照护者走直线和注意步幅。

(3)若被照护者患侧摆臂不自然或摆臂不能,照护者可以在被照护者的患侧与其并列站好后,用靠近被照护者的一侧手交叉握住被照护者的患手,与被照护者一同进行步行训练,随着被照护者的步行动作帮其完成患侧的摆臂动作。

5. 上、下楼梯的步行训练(图 6-2-3)

(1)上楼梯时:被照护者健手握拐杖,健侧下肢先上,再伸出拐杖置于上一台阶,支撑身体,健侧下肢上一级台阶后重心前移,由健侧下肢支撑身体,患侧下肢跟随上一级台阶。照护者可在被照护者的患侧保护，必要时给予适当的帮助。

（2）下楼梯时：被照护者健手握拐杖，伸出拐杖置于下一台阶，重心前移，患侧下肢先下一级台阶，然后由患侧下肢及拐杖支撑身体，健侧下肢下一级台阶。照护者可在被照护者的患侧保护，必要时给予适当的帮助。

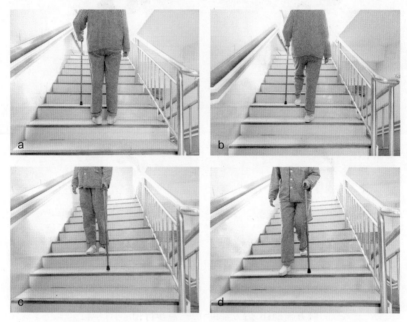

图 6-2-3　上下楼梯

a. 上楼梯伸拐；b. 上楼梯迈健腿；c. 下楼梯伸拐；d. 下楼梯迈患腿

（四）步行康复注意事项

1. 照护者事先与被照护者做好沟通，取得信任并全面评估被照护者的认知、体重、平衡能力、肢体功能、步行能力等相关情况。

2. 被照护者应有一定的平衡能力才可进行步行训练，不可强制进行。

3. 照护者应对被照护者的步行能力作出正确判断，勿进行与其能力不符的步行训练，避免导致被照护者肢体过用以及各种意外的发生。

4. 步行训练时照护者要在被照护者的患侧稍后方进行保护。

5. 被照护者与照护者在步行训练时都应选择合适的鞋袜、衣裤，勿穿拖鞋。在训练过程中，勿与人攀谈，避免因注意力不集中而导致跌倒的发生。

6. 步行训练环境应宽敞、明亮，确保地面干燥无渍、无障碍物。

7. 步行辅助工具种类较多，使用前应评估被照护者的步行能力，选择合适的步行辅助工具,并根据被照护者的身高调节至合适的高度,按照正确的方法使用,勿随意选择。

# 加 油 站

## 使用助行器进行步行训练的方法

一、使用四脚四轮助行器的步行训练方法

1. 被照护者站立,确认双脚踏于地面,取得立位平衡后,双手握紧助行器两侧上端把手。

2. 照护者站在被照护者的背后进行保护,因助行器位于被照护者前方,若被照护者后方失去平衡,向后跌倒的危险性极高,故照护者应在背后保护。

3. 被照护者将肘部放于助行器的把手上,用前臂支撑体重,向前推动助行器,健侧脚缓慢迈步,开始行走。

4. 依靠助行器进行步行训练时速度不能过快,步幅应比通常的步幅小,慢慢前行。

二、使用交互型四脚助行器的步行训练方法

1. 被照护者采取立位,并确保取得立位平衡。

2. 被照护者握住助行器的把手,微微抬起助行器一侧的前后脚,向前伸出,迈出与助行器伸出相反的一侧脚。

3. 被照护者抬起刚才迈脚一侧的助行器,将其前后脚向前伸出。

4. 被照护者迈出另一只脚。如从左侧开始,顺序为助行器左侧的脚、被照护者右脚、助行器右侧的脚、被照护者左脚。

5. 照护者在被照护者后方进行保护,用手在被照护者的腰部抓住其裤腰,支撑其腰背部,使其躯干保持稳定。

发生跌倒的原因如下。

内因:被照护者有平衡功能障碍、认知功能障碍、偏身感觉障碍、低血糖发作等;患有以下疾病:高血压、直立性低血压、心脏病、帕金森病、白内障等;服用降压药、降糖药、精神类药物等。

外因:地面湿滑、有障碍物,自身衣物、鞋袜偏大,室内照明不充分,物品杂乱无序,床、椅高度不适宜,助行器及轮椅等辅助工具使用不当等。

## 划 重 点

　　步行障碍限制了被照护者的活动及行动范围,导致其活动量减少,从而使被照护者肢体功能下降。为了提高被照护者的生活质量,维持及再次获得步行能力就显得尤为重要。本单元主要讲述了被照护者步行能力的评估以及正确的步行训练方法,需要注意的是,因被照护者可能会在步行训练过程中失去平衡,发生跌倒,故步行训练一定要在确保安全的情况下进行,被照护者不得独自进行步行训练,以防跌倒。

## 试 试 手

### 思考题

　　1. 本单元介绍的步行前期训练有哪些,请具体描述。
　　2. 发生跌倒的原因有哪些?

(邓巧婧)

# 第七章
## 辅助器具康复护养应用指导

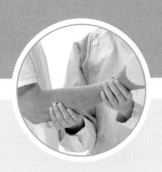

　　随着康复工程技术的发展和对康复理念认识的深入,辅助器具在生活自理能力障碍者中的应用越来越广泛,辅助器具能帮助被照护者克服能力障碍,提高其生活质量。

　　本章内容重点介绍被照护者如何正确选择拐杖,使用拐杖的方法及注意事项;如何正确选择助行器,正确使用助行器行走及助行器坐位到立位转移技术;颈托、胸腰支具、腰围的正确佩戴方法及注意事项;踝足矫形器的作用和佩戴方法、使用过程中常见问题的处理、注意事项;冰袋的正确使用方法和注意事项。通过小案例再现,突出正确、安全的辅助康复护养方法。使照护者科学、系统、正确地使用辅助器具,预防或减少并发症的发生;指导被照护者进行科学的训练,提高其生活自理能力和生活质量。

## 第一单元
## 拐杖的应用指导

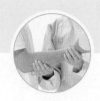

## 小 案 例

王先生,32 岁,摔伤致右胫骨平台骨折术后 3 个月,经对症治疗后病情稳定。出院后意识清楚,右侧下肢活动不利,日常生活活动需要部分协助,家庭延续照护建议进行离床步行锻炼时正确合理地使用拐杖。

一、家庭照护面临的问题

被照护者意识清楚,出院后处于居家状态,需要在照护者的指导下使用拐杖下地进行活动。

二、家庭照护应掌握的技能

1. 拐杖是下肢骨折的被照护者在康复过程中常用的辅助工具。下肢骨折的被照护者在骨痂形成后期离床步行锻炼时正确、合理地使用拐杖,对加速骨折愈合、早期恢复肢体功能、防止骨折畸形的发生具有重要意义。

2. 照护者及被照护者均需掌握拐杖的正确选择方法、扶拐行走的原则与时机,正确使用拐杖的方法,单、双拐的使用原则及弃拐的注意点。照护者能够掌握拐杖的应用方法、注意事项等,对照护下肢骨折后功能障碍的被照护者具有重要的指导意义。

## 跟 我 学

一、拐杖

拐杖(图 7-1-1)是下肢骨折后功能障碍的被照护者离床活动的支撑工具,

学会正确使用拐杖的方法,可以最大程度地支持和保护患肢,保持平衡,增强肌力,尽早恢复正常步态,保证上肢在使用拐杖时不受额外损伤。

　　在选择拐杖时,应选择轻质、扶手牢固、高度可调、拐头有防滑装置的拐杖,通常以铝合金制品为佳。拐杖的高度(图7-1-2)应根据被照护者的身高调适,一般高度是被照护者双手扶拐,拐顶距离腋窝5~10cm,与肩同宽。双手用力,防止腋窝用力支撑,以免造成臂丛神经麻痹。

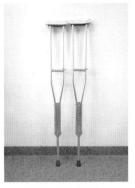

图 7-1-1　拐杖

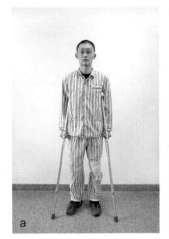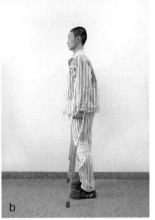

图 7-1-2　拐杖的高度
a. 调整高度,身体直立;b. 双手紧握扶手,用手臂力量支撑身体

　　所有下肢骨折的被照护者在骨痂形成期后开始离床下地锻炼均应扶双拐,不负重或轻负重行走。在下肢骨折临床愈合期后,可由双拐改为单拐进行行走锻炼,循序渐进,勿操之过急。

二、安全提示

　　1. 确定拐杖适合的高度,行走时以手臂力量支撑身体,拐杖顶部距腋下两横指,过高会压迫上臂神经丛,导致手臂麻痹或麻木;过低会增加胸椎后弯,引起姿势不良、背部疼痛。拐杖使用不当可能会发生跌倒、臂丛神经受损,甚至会影响患肢的复原。

　　2. 每次使用前检查橡皮头及螺丝有无变形或损坏,如有损坏应重新更换,以维持其安全性。

3. 避免地面潮湿、光线不足及有障碍物时行走,以免滑倒或绊倒。

4. 使用拐杖时应避免穿着拖鞋或高跟鞋。

5. 第一次下床使用拐杖,需有照护人员在旁协助与指导。

6. 站立时,拐杖底部放置于脚尖前 10cm,再向外侧 10cm 处。

7. 行走前先站稳,步伐不宜过大,眼睛向前看,不要向下看。

### 三、拐杖的使用方法

使用拐杖步行训练的方法有很多,应根据被照护者的功能情况进行选择。使用拐杖的常用步行训练方法有以下几种。

（一）双拐（杖）使用方法

1. 摆至步　是开始步行训练时常用的方法,主要利用背阔肌进行,步行稳定,在不平的路面也可进行,但速度较慢,适用于双下肢完全瘫痪而致下肢无法移动的被照护者。摆至步的方法（图 7-1-3）:被照护者先将双拐同时向前方伸出,然后支撑身体重心前移,双足离地,下肢同时摆动,将双足摆置双拐落地点的邻近部位并着地。

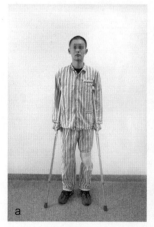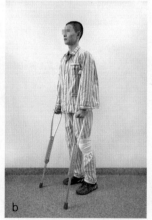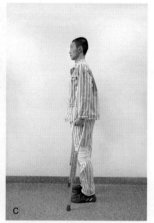

图 7-1-3　摆至步的方法
a. 双手扶拐,身体直立;b. 先将双拐同时向前方伸出;c. 支撑身体重心前移,
将双足摆置双拐落地点的邻近处着地

2. 摆过步　在摆至步可顺利完成后进行,是持拐步行中最快速的移动方法,适用于双下肢完全瘫痪、上肢肌力强壮的被照护者。主要用于路面宽且行人较少的场所。摆过步的方法（图 7-1-4）:被照护者先将双拐同时向前方伸出,然后支撑身体重心前移,使双足离地,下肢向前摆动,将双足越过双拐落地点的前方并着地,再将双拐向前伸出以取得平衡。注意在摆动时容易出现膝关

节屈曲、躯干前屈而跌倒的危险,应特别加强保护。

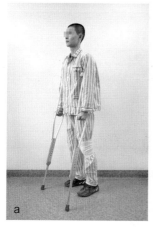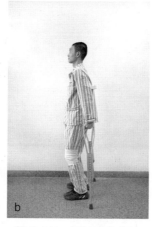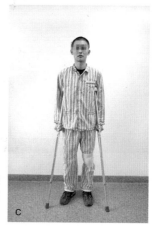

图 7-1-4　摆过步的方法

a. 先将双拐同时向前方伸出;b. 支撑身体重心前移,双足越过双拐落
地点的前方并着地;c. 将双拐向前伸出以取得平衡

3. 四点步　是一种稳定性好、安全而缓慢的、接近自然行走的步行方法,适用于上抬骨盆肌的肌力较好的双下肢运动障碍者、下肢无力的被照护者和老年人。四点步的方法(图 7-1-5):步行顺序为伸左拐、迈右腿、伸右拐、迈左腿;每次仅移动一个点,始终保持四个点在地面,如此反复进行。

4. 两点步　常在掌握四点步后训练,与正常步态基本接近,且步行速度较快,但稳定性比四点步稍差,适用于一侧下肢疼痛需要借助拐杖减轻其承重,以减少疼痛刺激的被照护者。两点步的方法(图 7-1-6):一侧拐与对侧足同时迈出为第一落地点,然后另一侧拐与其相对应的对侧足再向前迈出作为第二落地点。

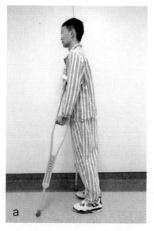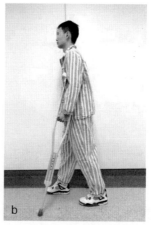

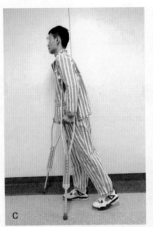
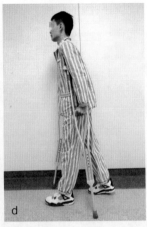

图 7-1-5　四点步的方法
a. 伸左拐；b. 迈右腿；c. 伸右拐；d. 迈左腿

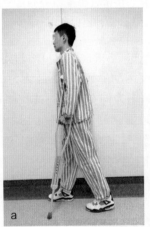
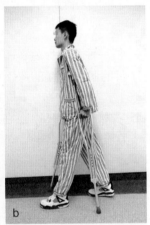

图 7-1-6　两点步的方法
a. 一侧拐与对侧足同时迈出为第一落地点；b. 另一侧
拐与对侧足向前迈出为第二落地点

5. 三点步　是一种快速移动、稳定性良好的步行方法,适用于一侧下肢运动功能正常且能够承重,另一侧下肢不能承重(如一侧下肢骨折、小儿麻痹症后一侧下肢麻痹等)的被照护者。三点步的方法(图 7-1-7):先将双拐向前伸出;然后双拐支撑体重,迈出患侧下肢,最后迈出健侧下肢。

(二) 单拐(杖)使用方法

一般在骨折中后期,会从双拐行走过渡到单拐行走,此时大部分被照护者应保留健侧单拐行走。单拐的使用方法(图 7-1-8):将拐杖放置在健侧腿(即

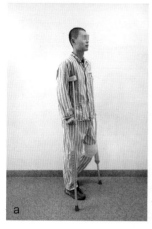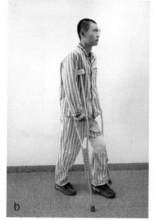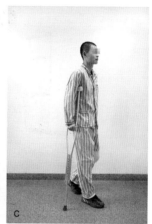

图 7-1-7 三点步的方法
a. 先将双拐向前伸出；b. 双拐支撑体重，身体前倾，迈出患侧
下肢（不负重）；c. 健侧下肢迈出

正常肢体侧）的腋下；行走时先将健侧腿的拐杖前移，身体前倾，身体重心集中
于健侧手臂；将患侧（即活动障碍侧）下肢向前移动（不负重）；健侧下肢向前摆
出，使健侧足与患侧足平行，从而完成行走过程。此时患肢最大负重约为体重
的 35%。

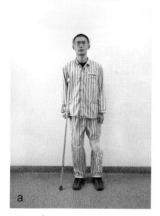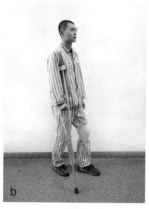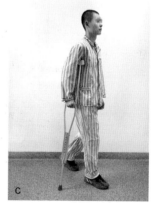

图 7-1-8 单拐的使用方法
a. 将拐杖放置在健侧腋下；b. 先把健侧腿的拐杖前移，身体前倾，重心集中
于健侧手臂，再将患侧下肢向前移动（不负重）；c. 健侧下肢向前摆出

（三）上下楼梯时正确使用拐杖的方法

1. 上楼梯（图 7-1-9） 健侧腿先上，然后患侧腿与拐杖同时上。

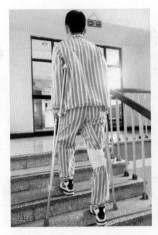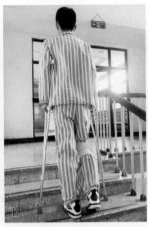

图 7-1-9　上楼梯的方法
a. 健侧腿先上；b. 患侧腿与拐杖同时上

2. 下楼梯（图 7-1-10）　两拐杖同时出，再出患侧腿将重心下移，继而出健侧腿。

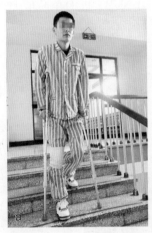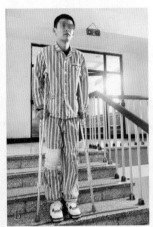

图 7-1-10　下楼梯的方法
a. 两拐杖同时出，再出患侧腿将重心下移；b. 出健侧腿

（四）弃拐的时机

下肢骨折的被照护者使用拐杖是暂时的，骨折愈合后应该及时弃拐。然而在实际工作中发现部分被照护者弃拐过早，导致骨折畸形甚至钢板弯曲或折断，影响康复，甚至需要再次手术。也有部分被照护者对骨折愈合存有顾虑，不敢弃拐，时间过长可能造成双下肢受力不平衡而不利于患肢的康复。弃拐

的原则是骨折部达到骨性愈合,必要时需要到医院就诊以明确。

四、注意事项

1. 做好被照护者的思想工作,锻炼应循序渐进。次数由少到多,时间由短到长,距离由近到远。开始时要在平地上走,逐渐练习上下台阶,以不感到疲劳为宜。

2. 开始扶拐行走时,照护者紧跟其后,放手不放眼,防止被照护者摔倒。

3. 被照护者刚开始下地后,常出现下肢红肿,此时应该让被照护者适当减少活动时间,卧床时应抬高患肢并配合按摩,以促进血液回流,减轻肿胀。

4. 被照护者自行下地时,教会被照护者先下健肢;上床时,则先扶患肢上床,健肢再跟上。拐杖看似人人会用,但若选择不当、使用方法不正确,会适得其反,故需正确地选择、使用拐杖。

# 加 油 站

下肢骨折的被照护者下地的标准及时间要根据内、外固定种类以及骨折临床愈合、骨痂生长、骨折对位对线的情况而异。过晚下地易引起肌肉萎缩、骨质疏松,并可出现迟缓愈合。一般骨折后下地时间的确定需考虑以下几个方面的因素。

1. 骨折类型 不稳定骨折,如粉碎性骨折、斜行骨折,一般下地时间宜略晚。

2. 骨折部位 大腿骨折的被照护者比胫腓骨骨折的被照护者下地时间要晚,而后者又比踝部骨折的被照护者下地时间要晚。

3. 骨折对位情况 骨折复位对位良好,临床愈合快的被照护者可早期下地。如骨折对位不良,重叠畸形或成角畸形时,过早下地易导致畸形加大而影响骨折愈合。

4. 骨痂生长情况 骨折部已有足够的骨痂、骨折断端已相当稳定,在石膏固定下也不致于移位,可考虑下地活动。骨折的被照护者扶拐下地的标准和时间应严格遵医嘱。

# 划 重 点

如何正确指导被照护者使用拐杖是照护者必备的知识之一。本单元着重描述了拐杖的应用要点,期望通过本单元内容的学习,照护者能够掌握拐杖的应用方法、注意事项等,在照看下肢功能障碍的被照护者方面具有重要的指导意义。

## 试 试 手

### 思考题

1. 何为四点步,四点步适用于哪些被照护者?
2. 拐杖使用的注意事项有哪些?

(戴宏乐、罗见芬)

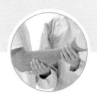

# 第二单元
# 助行器的应用指导

## 小 案 例

张先生,71 岁,左膝关节疼痛 5 年余,左膝关节置换术后 7 天,左膝关节肿胀,屈伸活动受限,左侧股四头肌肌力 3+ 级,其余肌力正常。被照护者需要在照护者指导下使用助行器,协助被照护者下地活动。

### 一、家庭照护面临的问题

被照护者意识清楚,出院后处于居家状态,需要在照护者的指导下使用助行器,协助被照护者下地活动。

### 二、家庭照护应掌握的技能

1. 助行器是辅助人体支撑体重、保持平衡和步行的工具。利用助行器可以保持被照护者的身体平衡、减少下肢负荷、缓解疼痛、改善步态、辅助移动及步行等。

2. 照护者及被照护者均需要掌握正确选择助行器的方法,正确使用助行器行走,及助行器坐位到立位转移技术。照护者能够掌握助行器的应用方法、注意事项等,对照看膝关节置换的被照护者具有重要的指导意义。

## 跟 我 学

### 一、助行器

助行器是指辅助人体支撑体重,保持平衡和步行的工具,又称为步行器、助行架。使用助行器会增加人体站立时与地面的接触面积,在重心处于一定位置时,接触面积越大,人体越稳定。因此,对于手术等原因导致的肢体或关节不能负重的被照护者,助行器可以起到很好的替代作用。

（一）助行器的选择

助行器分为框式助行器（图 7-2-1）和轮式助行器（图 7-2-2）两类。框式助行器用铝合金制成,可以调节高度,并可折叠,适用于上肢功能较好而下肢功能较差但又需要步行的人群（如高龄老人）,又如下肢骨折与关节损伤不能负重者以及关节炎、运动失调症和长期卧床有步行需求者。轮式助行器是在框式助行器的基础上安装两只或四只小轮,以减少阻力,便于移动,适用于上下肢均有功能障碍的被照护者。

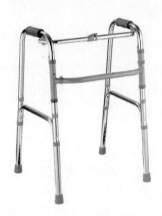

图 7-2-1　框式助行器

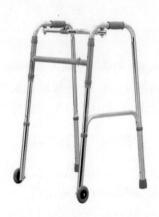

图 7-2-2　轮式助行器

（二）助行器的高度调节

身体直立,以肘关节屈曲 30° 的状态手持助行器,通过调节伸缩杆使助行器的高度与股骨大转子保持水平位置（图 7-2-3）。

二、安全提示

1. 检查助行器,保持良好的性能,检查助行器四个脚的高低,能否放平稳,确保被照护者的安全,检查扶手是否防滑。

2. 行走时不要穿拖鞋,尽量穿有牢固保护的鞋子,避免在湿滑和不平坦的道路上行走,以免发生意外。

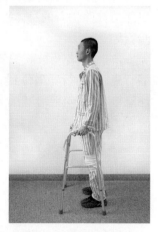

图 7-2-3　助行器高度

3. 鼓励被照护者抬头并保持良好的姿势。

4. 步行时不应紧靠前横杆,否则会使总体支撑面减小并导致向前跌倒。

5. 使用轮式助行器时行进的速度不要太快。

6. 被照护者早期行走时家属或者照护者在侧后方保护,防止其发生头晕或失去平衡摔倒。

### 三、助行器的使用方法

#### (一) 助行器坐位到立位转移技术

1. **坐位转移至立位**　被照护者坐在座椅上,臀部适当前移;助行器直接放在座椅前;被照护者躯干前倾,重心前移(图 7-2-4),下推扶手进入站立位;一旦到了站立位(图 7-2-5),分别用双手抓住助行器。

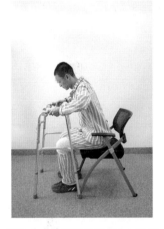

图 7-2-4　躯干前倾,重心前移

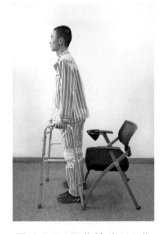

图 7-2-5　坐位转移至立位

2. **立位转移至坐位**　当被照护者接近座椅时,向健侧旋转,背对座椅;被照护者缓慢后退,直到腿部靠近座椅(图 7-2-6);分别用双手抓住座椅扶手(图 7-2-7);以可控制的方式降低身体重心坐回座椅(图 7-2-8)。

#### (二) 助行器的使用方法

1. **框式助行器的使用方法**　被照护者双手持助行器站稳(图 7-2-9);助行器前移,放置于身体前一臂远处(图 7-2-10);患侧或肌力较弱的腿向前迈出,足落在助行器后腿水平连线位置(图 7-2-11);健侧腿跟上(图 7-2-12),重复上述动作,逐渐稳步前进。

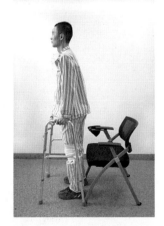

图 7-2-6　站立时腿部靠近座椅

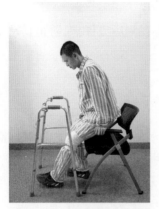

图 7-2-7　双手抓住座椅扶手

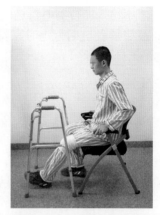

图 7-2-8　立位转移至坐位

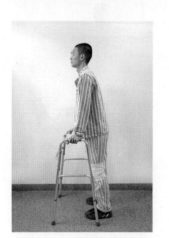

图 7-2-9　持助行器站稳

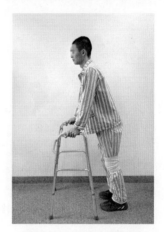

图 7-2-10　助行器前移

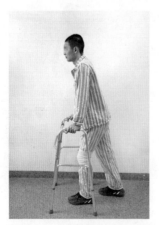

图 7-2-11　患侧腿先向前迈出

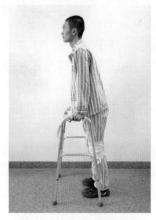

图 7-2-12　健侧腿跟上

2. 两轮式助行器的使用方法　两轮式助行器是靠使用者双臂推动助行器前进的。被照护者双手持两轮助行器;助行器前移,放置于身体前一臂远处;患侧或肌力较弱的腿向前迈出,足落在助行器后腿水平连线位置;健侧腿跟上,重复上述动作,逐渐稳步前进。

# 加　油　站

购买合适的助行器,需要考虑以下几个方面。

1. 种类选购首先要根据使用者的自身状况和需求选择适合自身需要的,其次要注重产品质量,市场上产品繁多,质量也有一定差异,因此不可忽视产品质量和安全性能。

2. 手闸、车轮与橡胶支脚　轮式助行器带有手闸,购买时需要检查手闸性能。有两个前轮的助行器更容易推动,但这种设备应该仅适用于有很好的平衡能力、有力量以及步态稳定者。有四个轮子的助行器称为滚动助行器,使用者可以快速行走并能很好地控制停止和启动。框式助行器有四条腿和橡胶支脚,没有轮子,这为稳定性差的被照护者提供了最大的稳定性和安全性。

3. 附件　大多数滚动助行器上安装有座位,方便被照护者因劳累而想坐下休息时使用。所有助行器可以加装储物篮、托盘、扶手水杯安置处、储物袋、安全带,甚至安全灯等。

4. 坚固耐用　对于铝管型助行器而言,管壁越厚,设备越牢固。室内助行器的管壁薄,轮子小,户外助行器的管壁厚、重量大、轮子大。部分户外助行器有较大的全地形轮子,适合在草地上使用,甚至部分助行器设计为可在沙地上使用。

# 划　重　点

正确指导被照护者使用助行器是照护者的必备知识之一。本单元着重描述了助行器的应用要点,期望通过本单元内容的学习,照护者能够掌握助行器的应用方法及注意事项等,在照看下肢功能障碍的被照护者方面具有重要的指导意义。

## 试 试 手

**思考题**

　　1. 简述框式助行器的使用方法。

　　2. 使用助行器的注意事项有哪些？

（戴宏乐、罗见芬）

# 第三单元
## 颈托、胸腰支具、腰围的应用指导

## 小 案 例

赵先生,55 岁,左上肢麻木无力 5 年,加重 2 个月,颈椎病术后 6 天。

李女士,43 岁,车祸伤至双下肢运动感觉功能障碍 1 个月,胸椎术后 1 个月余。

张先生,45 岁,突发腰部及左下肢疼痛,腰部活动受限 1 天,不能独立下床活动,腰部疼痛向左下肢、左小腿后外侧下缘及左足外缘放射。

一、家庭照护面临的问题

被照护者意识清楚,出院后处于居家状态,需在照护者的指导下正确使用颈托、胸腰支具及腰围,在照护者的协助下进行康复训练。

二、家庭照护应掌握的技能

1. 颈托、胸腰支具、腰围属于脊柱矫形器,主要具有固定、保护及矫正等功能,可以减轻躯干的局部疼痛,保护病变部位免受进一步损伤,支持麻痹的肌肉,预防、矫正畸形,通过对躯干的支持、运动限制和对脊柱对线的再调整达到矫治脊柱疾病的目的。

2. 照护者及被照护者均需掌握颈托、胸腰支具、腰围的正确佩戴方法及注意事项等,在照护脊柱相关疾病的被照护者方面具有重要的指导意义。

## 跟 我 学

一、颈托、胸腰支具、腰围

颈托、胸腰支具、腰围属于脊柱矫形器,根据脊柱不同病变部位分别作用于颈部、胸腰部、腰骶部，主要目的是维持脊柱的生理曲度、稳定脊柱病变关节、减少或免除脊柱承重、支持躯干麻痹肌肉、控制脊柱畸形的发展、矫正躯干畸形。

（一）颈托

1. 定义　颈托又称为围领（图7-3-1），制作颈托的方法和材料比较多，用皮革、软塑料板、海绵均可，还有充气式颈托。临床上多用费城式颈托：由聚乙烯泡沫和前后硬质塑料条制成，固定范围上缘可超过下颌骨，后面达枕骨，下缘达上胸部，可限制屈伸、侧屈和旋转运动。颈托能减轻颈椎的承重、限制颈部活动、保持颈椎良好的对线、预防椎体的变性和软组织挛缩，减轻疼痛。

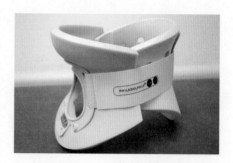

图 7-3-1　颈托（费城式）

2. 适应证　颈椎病、颈椎脱位、颈椎术后、颈部疼痛等。

3. 颈托的选择　由专业支具配制人员进行测量并选定尺寸。后片上缘应靠近枕骨，下缘应靠近双肩。前片边缘压于后片之上，下颌可以完全放入颈托前片的下回槽内，下颌宽度可以较合适地贴合前片弧度，左右两侧下颌与前片弧度相差小于1cm。

（二）胸腰支具

1. 定义　胸腰支具（图 7-3-2）是采用两片式结构，利用生物力学的三点矫正原理进行对躯干进行稳定和矫正。通过控制胸腰椎的伸屈、旋转和侧屈运动，利用轻微的腹压减轻脊柱负荷，提供脊柱有力的固定支撑及稳定作用。

2. 适应证　胸腰椎压缩骨折的被照护者的保守治疗、胸腰椎术前及术后的固定（如腰椎滑脱椎管狭窄症等）、畸形、脊柱侧凸。

3. 胸腰支具的选择　脊柱手术的被照护者术前 1 周左右（脊柱侧凸的被照护者术后第2 天）由专业支具配制人员对其进行测量并制作胸腰支具。主要材料包括聚丙烯板材、高压无毒聚乙烯泡沫、固定垫、尼龙搭扣等。需要测量被照护者的胸高、腹高、胸宽、腹宽、腋前线至髂前上棘的长度等，然后进行制作。女性被照护者还应测量双乳头连线至脐的长度，以释放乳房。

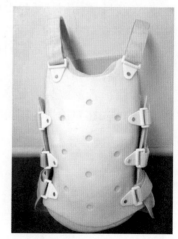

图 7-3-2　胸腰支具

（三）腰围

1. **定义**　腰围（图 7-3-3）是用布料或软皮制成腰束，内加铝合金条以增加强度，系在腰骶部给骨和软组织施加压力，提高腹腔内压，减轻脊椎及其周围肌肉的承重负担，限制脊柱运动，稳定病变关节，从而消除疼痛。

2. **适应证**　腰围适用于腰腿痛、腰肌劳损、腰椎肥大、腰椎间盘突出症、腰部肌无力的被照护者。

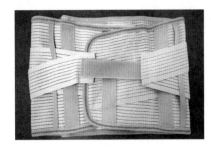

图 7-3-3　腰围

## 二、安全提示

1. 颈托、胸腰支具、腰围属于脊柱矫形器，购买时需要咨询专业人士。

2. 佩戴时松紧适宜，不宜过松，也不宜过紧。初次佩戴需要观察被照护者有无不适症状，并及时进行调整。

3. 颈托、胸腰支具、腰围佩戴时间应咨询专业人士。

## 三、颈托、胸腰支具、腰围的使用方法

（一）颈托的正确使用

1. **佩戴位置**　颈托后片的上缘应靠近枕骨，下缘应靠近双肩。颈托前片的上凹槽应托住下颏，前后片箭头均向上，前片边缘压于后片之上。

2. **佩戴流程**　协助被照护者轴向翻身至侧卧位，为被照护者佩戴颈托后片（图 7-3-4）；协助被照护者轴向翻身为平卧位；为被照护者佩戴颈托前片，其边缘压住后片（图 7-3-5）；系好尼龙搭扣；检查颈托松紧度，以可伸入一指为宜；协助被照护者床旁静坐 15 分钟后离床站立，以预防直立性低血压；向被照护者讲解使用颈托的注意事项。

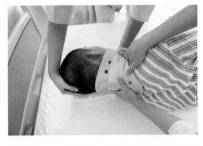

图 7-3-4　为被照护者佩戴颈托后片

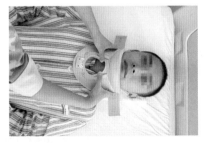

图 7-3-5　颈托前片边缘压住后片

3. 摘除颈托　协助被照护者平卧,解开颈托尼龙搭扣,取下颈托前片;协助被照护者轴向翻身至侧卧位,取下颈托后片;协助被照护者轴向翻身至平卧位,整理床单位,盖好被褥。

4. 注意事项

(1)佩戴及摘除颈托时被照护者应保持卧位,翻身时应轴向翻身。

(2)如被照护者的喉结较大,可在颈托前片喉结处垫一块纱布,以防压伤皮肤。

(3)佩戴颈托期间不宜双肩同时负重,且应以直立行走为主,避免强行扭转颈部。

(4)避免发生跌倒、摔伤等事件。

(5)颈托的佩戴时间应遵医嘱。

(二)胸腰支具的正确使用

1. 佩戴位置　支具由前片和后片两部分组成,支具后片上缘因病情决定:对于第 10 胸椎及以上节段病变的被照护者,后片上缘与肩平齐;对于第 6 胸椎及以上节段病变的被照护者,肩上还需要将尼龙带与前片扣住。后片下缘位于臀裂处,以不影响坐姿为宜。前片上凹缘应平胸骨柄,凸起缘位于锁骨下缘 2~3cm,下缘位于耻骨联合上缘 3cm 左右,以屈髋不受限制为宜,位置居中。前、后片侧边上缘位于腋前线顶点下 3cm,以不影响被照护者上肢活动为宜,下缘位于髂前上棘上 2~3cm,以不影响髋关节活动为宜。

2. 佩戴流程　将被照护者平移至一侧床旁,协助被照护者轴向翻身取侧卧位;为被照护者佩戴支具后片(图 7-3-6);协助被照护者轴向翻身为平卧位;为被照护者佩戴支具前片,其边缘压住后片(图 7-3-7);系好尼龙搭扣,检查支具松紧度,以可伸入一指为宜;协助被照护者床旁静坐 15 分钟后离床站立,以预防直立性低血压;向被照护者讲解使用支具的注意事项。

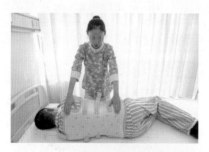

图 7-3-6　为被照护者佩戴支具后片

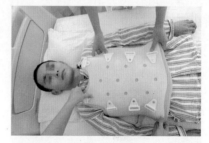

图 7-3-7　为被照护者佩戴支具前片

3. 摘除支具　协助被照护者平卧于床上,解开支具尼龙搭扣,取下支具前片;协助被照护者轴向翻身至侧卧位,取下支具后片;协助被照护者轴向翻身至平卧位,整理床单位,盖好被褥。

4. 注意事项

(1)佩戴及摘除支具时被照护者必须保持卧位。坐位、站立位以及其他躯干受力的体位需要佩戴支具,卧床时无须佩戴。

(2)应先佩戴支具后片,再佩戴前片,前片边缘压住后片;摘除时应先摘除前片,再摘除后片。

(3)注意观察被照护者有无皮肤压迫,避免皮肤磨损,应每天检查并清洁被照护者的皮肤。

(4)佩戴支具期间被照护者禁止剧烈活动或从事体力活动。

(5)避免跌倒、摔伤;避免弯腰拾物,可蹲下拾物。

(6)佩戴时间应遵医嘱。

(三)腰围的正确使用

1. 佩戴位置　腰围的内外、上下位置正确;腰围正中线的位置正对被照护者的脊柱,上缘至肋下缘,下缘至臀裂。

2. 佩戴流程　将被照护者平移至一侧床旁,协助被照护者轴向翻身至侧卧位;将腰围一侧向内卷成筒状,放入被照护者的身下,使腰围正中线的位置正对被照护者的脊柱(图7-3-8);协助被照护者轴向翻身至平卧位。先后将腰围内、外侧固定片粘牢(图7-3-9);检查腰围的松紧度:以可伸入一指为宜;协助被照护者床旁静坐15分钟后离床站立,以预防直立性低血压;向被照护者讲解使用腰围的注意事项。

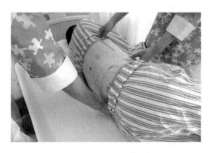

图7-3-8　腰围一侧放置被照护者身下

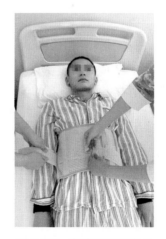

图7-3-9　粘牢腰围固定片

3. 摘除腰围　协助被照护者平卧,解开腰围内、外两层固定片;协助被照护者轴向翻身至侧卧位,取下腰围;协助被照护者轴向翻身转成平卧位,整理床单位,盖好被褥。

4. 注意事项

(1)保证腰围的内外、上下位置正确,腰围上缘位于肋下缘,下缘位于臀裂处。

(2)穿戴腰围时,腰围内可穿一件棉质内衣以起到吸汗的作用。

(3)注意观察有无皮肤压迫,避免皮肤磨损,应每天检查并清洁佩戴处的皮肤。

(4)佩戴腰围期间不宜负重,不宜弯腰拾物,可蹲下拾物。以直立行走为主。

(5)卧床时无须穿戴,在行走、活动或疼痛比较剧烈时穿戴即可。

(6)腰围佩戴时间应严格应遵医嘱。

## 加 油 站

支具的合理保养:用温水加普通清洁剂将支具清洗干净,用毛巾拭干或平放于阴凉处晾干备用。绝不可用强清洁剂用力清洗,更不可用吹风机吹干或于阳光下曝晒,以免支具变形,受力点不准确。

## 划 重 点

如何指导被照护者正确使用颈托、胸腰支具、腰围是照护者的必备知识之一。脊柱术后及时指导和干预被照护者合理使用支具,有利于被照护者的顺利恢复,提高其生活质量。本单元着重描述了颈托、胸腰支具、腰围的应用要点,期望通过本单元内容的学习,照护者能够掌握正确的佩戴方法及相关注意事项等,在照看脊柱疾病被照护者方面具有重要的指导意义。

## 试 试 手

思考题

1. 简述颈托的正确佩戴位置。

2. 简述腰围的正确使用方法。

(戴宏乐、罗见芬)

# 第四单元
# 踝足矫形器的应用指导

## 小 案 例

张先生,58 岁,脑梗死,左侧肢体活动不利 15 天,左侧肢体运动功能障碍,左足下垂,不能独立行走,需要在照护者的指导下正确佩戴踝足矫形器。

### 一、家庭照护面临的问题

被照护者意识清楚,出院后处于居家状态,需要在照护者的指导下使用踝足矫形器,在照护者的协助下进行康复训练。

### 二、家庭照护应掌握的技能

1. 踝足矫形器是具有从小腿到足底的结构,对踝关节运动进行控制的矫形器,主要作用是预防和矫正肢体的畸形,抑制张力,支持、稳定、改善功能,能明显改善脑卒中被照护者的下肢运动功能,促进其生活能力的恢复。

2. 照护者及被照护者均需要掌握踝足矫形器的作用和佩戴方法,以及使用过程中常见问题的处理和注意事项,可以使被照护者居家正确使用踝足矫形器,预防或减少并发症的发生。

## 跟 我 学

### 一、踝足矫形器

踝足矫形器又称小腿矫形器,俗称足托,能预防和矫正踝足畸形、代偿踝足功能及保持下肢生物力学对线,促进下肢功能恢复,改善步行能力。

（一）踝足矫形器的主要工作原理

1. 固定关节的正常功能位,避免韧带被异常拉伸后的松弛。

2. 长时间牵拉肌腱,对抗肌肉挛缩。

3. 代偿部分肌无力。

(二) 适应证

踝足矫形器主要应用于踝关节不稳定、踝足部骨折或损伤、中等程度以上的外翻足或内翻足、膝关节轻度麻痹、足下垂、马蹄内翻足、脑瘫、偏瘫、截瘫等。

(三) 踝足矫形器的分类

1. 保护型踝足矫形器(图 7-4-1)　可以在被照护者卧床不起时使用,起到保护、预防等作用。保护型踝足矫形器采用带软内衬的踝足成品,限制跖屈,且跖屈角度可调,其功能是保持和最大程度地增加背屈,当静卧时减少跖屈位,预防足下垂,不适用于行走。

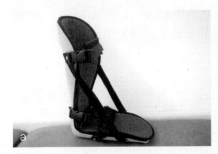
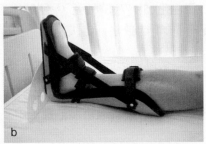

图 7-4-1　保护型踝足矫形器
a. 保护型踝足矫形器;b. 保护型踝足矫形器正确佩戴方法

2. 运动型踝足矫形器(图 7-4-2)　采用聚丙烯塑料,注塑预制成品或手工定制品。其功能为在步态周期的任何相保持踝关节在中立位,防止足下垂、膝反屈。运动型踝足矫形器适用于偏瘫初期的行走,被照护者在活动时使用,可以起到助力、矫正等作用。

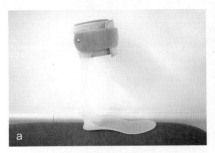
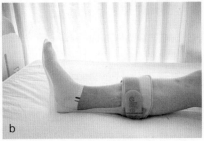

图 7-4-2　运动型踝足矫形器
a. 运动型踝足矫形器;b. 运动型踝足矫形器正确佩戴方法

## 二、安全提示

踝足矫形器使用过程中要随时密切观察被照护者的情况,如被照护者有不适,应立即给予调整,使用前要向被照护者及家属交代踝足矫形器的目的、作用及正确的使用方法,以达到最好的治疗效果。

## 三、踝足矫形器的使用方法

### (一)佩戴踝足矫形器的重要性

1. 对于卧床不起者,踝足矫形器能够起到预防足下垂和内翻畸形的作用,大多数痉挛期的被照护者均由弛缓期发展而来,故提前预防非常必要。由于康复过程漫长,长时间的不良步态最终会导致关节的畸形。为最大程度地避免此类情况的发生,建议使用踝足矫形器。

2. 对于已经产生畸形的被照护者,使用踝足矫形器可促进被照护者的康复以及矫正畸形。因此,必须掌握踝足矫形器正确的穿戴和使用方法。同时,随着被照护者病情的恢复,要不断对踝足矫形器进行随访调整,达到最好的矫正效果。

### (二)正确穿戴方法及注意事项

1. 先将被照护者的足部以手法矫正至功能位(踝关节处足底与小腿成90°)。

2. 将被照护者的足部保持在功能位的状态穿入矫形器,足跟尽量穿到位。

3. 用手卡紧被照护者的踝部,先将踝部的带子系好,再将小腿部位的带子系好。

4. 穿踝足矫形器时最好穿棉袜子,以利于吸汗;秋裤可以放在踝足矫形器内,但要拉平,以防打褶硌伤皮肤。

5. 如果下地行走时需要穿戴运动型踝足矫形器,需要自配一双比平时大1~2号、宽头前面系带的运动鞋(图7-4-3);穿鞋时将患侧鞋中的鞋垫拿出来或在健侧垫入鞋垫。

6. 穿戴踝足矫形器,一般一次穿2小时脱下休息10~15分钟,血液循环不佳的被照护者一次穿1小时左右休息1次,以踝部被带子压出的红痕消失为准;具体时间视被照护者的情况决定。夜间需要穿戴者,踝部的带子不要系得过紧。

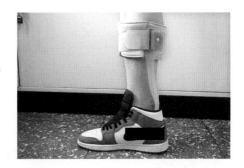

图7-4-3　运动型踝足矫形器正确穿戴

## 加 油 站

### 穿戴踝足矫形器时鞋与袜的选择

1. 穿袜可以加强踝足矫形器与脚之间的空气流动,使脚部保持干爽,也可以减少摩擦的机会。袜子不能过紧,要拉平顺,最好是棉袜。使用踝足矫形器时脚会比平时多汗,因此必须经常更换袜子以保持清洁卫生。

2. 运动型踝足矫形器用聚丙烯、聚乙烯材料制作,接触面非常滑,不能直接与地面接触,故使用者必须穿鞋以防滑倒,但不能穿高跟鞋和凉拖鞋。鞋子大小要适中,鞋子过大,踝足矫形器在鞋内会前后移动;鞋子过小,脚部会产生不必要的压力。一般而言,理想的鞋跟高度在 2cm 以内,换鞋时新旧鞋跟高度相差不能超过 1cm,过高时使用者会向前倾斜,过低时使用者会向后倾斜,以上两种情况下使用者均有跌倒的危险。

## 划 重 点

脑卒中的被照护者使用踝足矫形器配合肢体功能锻炼,可有效防治踝关节痉挛、畸形及肌萎缩,既能起到预防足下垂的作用,又具有矫正功能,是脑卒中后偏瘫的被照护者肢体康复护养的有效工具。指导被照护者正确使用踝足矫形器是照护者的必备知识之一。本单元着重描述了踝足矫形器的照护应用要点,期望通过本单元内容的学习,照护者能够掌握踝足矫形器的正确穿戴方法,对于帮助脑卒中的被照护者康复具有重要的指导意义。

## 试 试 手

**思考题**

1. 踝足矫形器的基本作用原理有哪些?
2. 简述踝足矫形器的正确穿戴方法。

（戴宏乐、罗见芬）

# 第五单元
## 冰袋的应用指导

## 小 案 例

陈女士,22岁,扭伤致左踝关节肿胀疼痛,屈曲活动受限,皮温较健侧高。目前被照护者左踝关节疼痛、运动功能障碍,软组织急性损伤期,需要在照护者的指导下正确使用冰袋。

### 一、家庭照护面临的问题

被照护者意识清楚,处于居家状态,被照护者需要在照护者的指导下正确使用冰袋。

### 二、家庭照护应掌握的技能

1. 冰袋的使用目的是降温、局部消肿,减轻充血和出血,限制炎症扩散,减轻疼痛,冰敷是运动损伤及关节术后的被照护者非常重要的治疗手段。冰敷有较多的细节和注意事项,甚至还有风险。不正确的冰敷不仅达不到治疗效果,还可能加重病情,甚至导致更严重的后果。

2. 照护者及被照护者均需要掌握使用冰袋的方法以及注意事项,可以使被照护者居家进行科学系统的冰敷护理,预防及减少并发症的发生。

## 跟 我 学

### 一、冰袋

应用冰袋是冷敷疗法的一种形式,冷敷疗法是通过低于人体温度的物质作用于体表皮肤,通过神经传导引起皮肤和内脏器官血管收缩,从而改变机体各系统体液循环和新陈代谢,达到治疗的目的。

（一）目的

冰袋使局部的毛细血管收缩，能够散热、降温、局部消肿，减轻充血和出血、限制炎症扩散、减轻疼痛。

（二）适应证

主要用于缓解急性期受伤、急性或慢性疼痛、手术后疼痛及肿胀、肌肉紧张痉挛、活动后或康复运动后预期疼痛。

（三）使用冰袋的正确时机

既往研究表明，在创伤后的第 1 个 24 小时内，微循环障碍及由其继发的组织损伤反应并不明显。因此，冰敷要尽早，而且要持续一段时间。早期合理地使用冰袋可以达到降低组织创伤程度和加快组织修复的目的。

二、安全提示

大面积组织受损、感染性休克、皮肤青紫时不宜用冰袋，以防组织坏死。枕后、耳廓、阴囊等处忌用冰袋，以防冻伤；腹部不宜用冰袋，以防引起肠痉挛或腹泻；冠心病伴高热的被照护者应避免于足底放置冰袋，以防一过性冠状动脉收缩引起心绞痛。

三、冰袋的使用方法

（一）冰袋的选择

目前市售的冰袋主要分为两种，含冰冻介质的冰袋（图 7-5-1）和不含冰冻介质的冰袋（图 7-5-2）。含冰冻介质的冰袋容量可以达到同体积冰的 6 倍，在冷藏和保鲜时使用方便且效率高，但由于初始表面温度过低，而且不恒定，用于肢体冰敷时效果并不好，甚至不安全，有时会引起冻伤。相反，不含冰冻介质的冰袋效果较好，利用冰水混合物作为介质，这种冰袋表面温度恒定，作用持久。

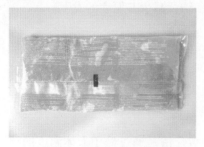

图 7-5-1　含冰冻介质的冰袋

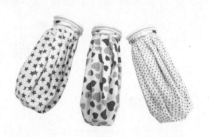

图 7-5-2　不含冰冻介质的冰袋

（二）自制冰袋的方法

取一些用冰格或其他方法冻成的小冰块，使用食品袋包装，加水使冰、水比例接近 1∶1，封口后，外套食品袋，再次封口，确保无水外漏。将冰水混合物冷敷袋（图 7-5-3）放置于被照护者的膝关节上，利用其自然贴合性将膝关节包裹。优点：冰袋不会鼓起，放置时不易滑落；增大冰袋和皮肤的接触面积；冰袋内无空气，故冰敷时不会造成周围是冰水中间是空气的情况，使冰敷效果更加均匀。

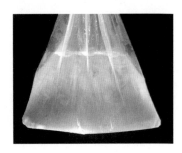

图 7-5-3　冰水混合物

（三）冰袋的正确使用方法

放置于疼痛或肿胀明显的部位（图 7-5-4），康复期活动度练习时疼痛的部位一定要给予冰敷，不要将冰袋甚至冰块直接接触皮肤进行冰敷，应在中间间隔毛巾类的保护物品。

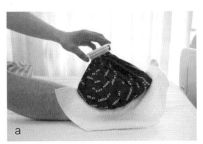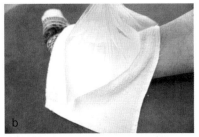

图 7-5-4　冰袋的正确使用方法
a. 不含冰冻介质的冰袋的正确使用方法；b. 自制冰袋的正确使用方法

（四）冰敷的时间

每次冰敷 15~20 分钟，通常每天 3 次，如关节持续肿胀、发热，可适当增加冰敷次数。需要注意的是，冰敷时皮肤有刺痛持续 5 分钟就要停止，防止冻伤。两次冰敷间隔 40~60 分钟。

（五）注意事项

冰敷过程中要随时观察，检查冰袋有无漏水，冰块融化后应及时更换。密切观察冰敷部位的局部情况，包括皮肤颜色，出现青紫、麻木时应立即停止使用。使用前要向被照护者及家属交代冰敷的目的、作用及正确的使用方法，以达到最好的治疗效果。

# 加 油 站

冰敷会收缩血管并对神经产生一定的影响,故以下情况应避免使用冰敷。
1. 患有各类外周血管病,如糖尿病。
2. 对低温高度敏感,以及严重的低温诱发性荨麻疹。
3. 患有雷诺综合征(血管痉挛)。
4. 有感觉障碍或异常。
5. 患有冷球蛋白血症。
6. 患有阵发性冷性血红蛋白尿症。
7. 皮瓣手术后,以及手术后切口尚未愈合时,局部禁止使用冰袋。

# 划 重 点

如何正确使用冰袋是照护者的必备知识之一。本单元着重描述了冰敷照护应用要点,期望通过本单元内容的学习,照护者能够掌握正确使用冰袋的方法、冰敷位置和冰敷时间等,对照看急性损伤的被照护者具有重要的指导意义。

# 试 试 手

## 思考题

1. 冰敷的作用有哪些?
2. 冰敷使用的注意事项有哪些?

（戴宏乐、罗见芬）

附 录

师 资 必 读

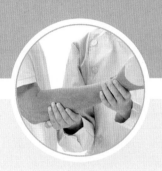

# 第一章　修饰更衣康复护养

## 第一单元　日常清洁康复护养

### 师 资 必 读

| | 实训任务设计 |
|---|---|
| 综合考评设计 | 采用图片演示与理论相结合的方法,掌握日常清洁康复护养技术。做病情状况模拟病例,采取知识结合实际的考核形式 |
| 实训课时安排 | 1 学时理论讲解及技术操作 |
| 实训组织 | 1. 病例导入后,开拓学员的思维,提出学员想到的问题<br>2. 教师引导该课时的问题评估及工作思考<br>3. 提出工作和学习的目标<br>4. 进行技能知识及技术操作内容授课 |
| 备注 | 有资质的康复护养人员或照护者完成实训任务 |

### 考 评 结 构

1. 以实际被照护者的病情状况做模拟病例,采取知识结合实际的考核形式。

2. 考核比重　技能占 60%,知识占 20%,人文占 20%。其中人文考核中被照护者的满意度占 10%。

3. 考核评分　如附表 1-1-1。

附表 1-1-1　日常清洁指导训练技术评分

| 项目 | | 项目总分 | 操作要求 | 评分等级及分值 | | | | 实际得分 |
|---|---|---|---|---|---|---|---|---|
| | | | | A | B | C | D | |
| 操作前准备 | | 5 | 仪表:着装规范,穿戴整齐 | 5 | 4 | 3 | 1 | |
| | | | 讲解训练的重要性,取得配合、参与 | | | | | |
| | | | 评估意识状态、认知、坐位平衡、肢体活动情况、ADL 能力 | | | | | |
| | | | 用物:水盆、毛巾或边长约为 20cm 的小毛巾、按压式洗面奶或香皂、牙刷、牙缸、旋盖式或翻盖式牙膏,依据患者情况选择防水围裙 | | | | | |
| 日常清洁训练 | 面部清洁 | 20 | 身体贴近池边,制动轮椅 | 20 | 15 | 10 | 5 | |
| | | | 健手测试及调节水温 | | | | | |
| | | | 健手正确使用毛巾 | | | | | |
| | 手部清洁 | 20 | 身体贴近池边,制动轮椅 | 20 | 15 | 10 | 5 | |
| | | | 健手测试及调节水温 | | | | | |
| | | | 健手及患手的清洁是否彻底 | | | | | |
| | 牙齿清洁 | 15 | 身体贴近池边,制动轮椅 | 15 | 12 | 8 | 4 | |
| | | | 健手测试及调节水温 | | | | | |
| | | | 旋盖式牙膏的使用 | | | | | |
| | | | 翻盖式牙膏的使用 | | | | | |
| 提问 | | 20 | | 20 | 15 | 10 | 5 | |
| 人文满意 | | 20 | | 20 | 15 | 10 | 5 | |
| 总分 | | 100 | | | | | | |

（王希悦）

# 第二单元　更衣康复护养

## 师 资 必 读

| 实训任务设计 | |
|---|---|
| 综合考评设计 | 采用图片演示与理论相结合的方法,掌握更衣康复护养技术。做病情状况模拟病例,采取知识结合实际的考核形式 |
| 实训课时安排 | 1学时理论讲解及技术操作 |
| 实训组织 | 1. 病例导入后,开拓学员的思维,提出学员想到的问题<br>2. 教师引导该课时的问题评估及工作思考<br>3. 提出工作和学习的目标<br>4. 进行技能知识及技术操作内容授课 |
| 备注 | 有资质的康复护养人员或照护者完成实训任务 |

## 考 评 结 构

1. 以实际被照护者的病情状况做模拟病例,采取知识结合实际的考核形式。

2. 考核比重　技能占60%,知识占20%,人文占20%。其中人文考核中被照护者的满意度占10%。

3. 考核评分　如附表1-2-1。

附表 1-2-1 更衣指导训练技术评分

| 项目 | | 项目总分 | 操作要求 | 评分等级及分值 | | | | 实际得分 |
|---|---|---|---|---|---|---|---|---|
| | | | | A | B | C | D | |
| 操作前准备 | | 5 | 仪表:着装规范,穿戴整齐 | 5 | 4 | 3 | 1 | |
| | | | 讲解训练的重要性,取得配合、参与 | | | | | |
| | | | 评估环境、患者意识状态、认知、坐立位平衡、肢体活动情况、ADL能力 | | | | | |
| | | | 用物:开襟式上衣、套头衫、腰部松紧带裤子、宽口袜子、套头鞋或搭扣式鞋、选择鞋拔 | | | | | |
| 更衣训练 | 穿脱上衣 | 20 | 穿开襟上衣患侧衣袖后衣领提拉充分 | 20 | 15 | 10 | 5 | |
| | | | 穿套头衫患侧衣袖上拉至肘部以上,尽量靠近肩部 | | | | | |
| | | | 脱开襟上衣先将患侧衣领褪至患侧肩部以下 | | | | | |
| | | | 穿脱上衣顺序正确 | | | | | |
| | 穿脱裤子 | 20 | 能选取合适的体位及方法 | 20 | 15 | 10 | 5 | |
| | | | 穿裤子时裤腰提拉充分 | | | | | |
| | | | 穿脱裤子顺序正确 | | | | | |
| | 穿脱鞋袜 | 15 | 鞋袜摆放位置合适 | 15 | 12 | 8 | 4 | |
| | | | 安全的保护 | | | | | |
| | | | 患侧肢体的保护 | | | | | |
| 提问 | | 20 | | 20 | 15 | 10 | 5 | |
| 人文满意 | | 20 | | 20 | 15 | 10 | 5 | |
| 总分 | | 100 | | | | | | |

(王希悦)

# 第三单元　入浴康复护养

## 师 资 必 读

| 实训任务设计 | |
|---|---|
| 综合考评设计 | 采用图片演示与理论相结合的方法,掌握入浴康复护养技术。做病情状况模拟病例,采取知识结合实际的考核形式 |
| 实训课时安排 | 1 学时理论讲解及技术操作 |
| 实训组织 | 1. 病例导入后,开拓学员的思维,提出学员想到的问题<br>2. 教师引导该课时的问题评估及工作思考<br>3. 提出工作和学习的目标<br>4. 进行技能知识及技术操作内容授课 |
| 备注 | 有资质的康复护养人员或照护者完成实训任务 |

## 考 评 结 构

1. 以实际被照护者的病情状况做模拟病例,采取知识结合实际的考核形式。

2. 考核比重　技能占 60%,知识占 20%,人文占 20%。其中人文考核中被照护者的满意度占 10%。

3. 考核评分　如附表 1-3-1。

附表 1-3-1 入浴指导训练方法评分

| 项目 | 项目总分 | 操作要求 | 评分等级及分值 | | | | 实际得分 |
| | | | A | B | C | D | |
|---|---|---|---|---|---|---|---|
| 操作前准备 | 5 | 仪表:着装规范,穿戴整齐 | 5 | 4 | 3 | 1 | |
| | | 讲解训练的重要性,取得配合、参与 | | | | | |
| | | 评估环境、患者意识状态、认知、坐立位平衡、肢体活动情况、ADL 能力 | | | | | |
| | | 用物:防滑垫、沐浴椅、按压式沐浴液、两条毛巾、双环浴巾或长柄刷、浴袍 | | | | | |
| 入浴训练 / 准备入浴 | 15 | 被照护者由轮椅转移至沐浴椅 | 15 | 12 | 8 | 4 | |
| | | 健手拧开开关,用健手调试好水温 | | | | | |
| 清洁身体 | 30 | 健手持花洒淋湿身体 | 30 | 22 | 15 | 8 | |
| | | 健手使用毛巾擦洗头面部、颈部、前胸、腹部、臀部、会阴及大腿 | | | | | |
| | | 健手使用双环浴巾或长柄刷,擦刷后背和足部方法正确 | | | | | |
| | | 健手持花洒冲洗全身 | | | | | |
| 出浴 | 10 | 健手使用干毛巾擦干身体前面 | 10 | 12 | 8 | 4 | |
| | | 披好浴袍出浴 | | | | | |
| 提问 | 20 | | 20 | 15 | 10 | 5 | |
| 人文满意 | 20 | | 20 | 15 | 10 | 5 | |
| 总分 | 100 | | | | | | |

(王希悦)

# 第二章 进食康复护养

## 第一单元 经口进食康复护养

### 师 资 必 读

| 实训任务设计 | |
| --- | --- |
| 综合考评设计 | 用小案例的方式模拟现实情况,进行进食康复护养理论知识结合实际操作的考核形式 |
| 实训课时安排 | 2 学时理论讲解,2 学时技术操作 |
| 分组实训组织 | 1. 用小案例的方式开拓思维,提出问题<br>2. 引导吞咽功能的评估、实施进食康复护养等<br>3. 提出学习的目标<br>4. 进行照护要点及操作内容讲解 |
| 备注 | 康复护养人员和照护者完成实训任务 |

### 考 评 结 构

1. 以实际被照护者的病情状况作为模拟病例,进行知识结合实际考核形式。

2. 考核比重 技能占 60%,知识占 20%,人文占 20%。其中人文考核中被照护者的满意度占 10%。

3. 考核评分 如附表 2-1-1。

附表 2-1-1　进食康复护养指导训练技术评分

| 项目 | 项目总分 | 操作要求 | 评分等级及分值 | | | | 实际得分 |
|---|---|---|---|---|---|---|---|
| | | | A | B | C | D | |
| 操作前准备 | 10 | 自身评估准备:着装规范,穿戴整齐 | 10 | 8 | 6 | 4 | |
| | | 评估被照护者肢体功能、口腔状况并讲解训练的重要性,取得配合、参与 | | | | | |
| | | 用物准备齐全,食物温度适宜 | | | | | |
| | | 环境评估与准备 | | | | | |
| 操作步骤 | 50 | 1. 协助摆体位 | 4 | 3 | 2 | 1 | |
| | | 2. 根据饮食单发放食物及有吸盘的餐具,以防止滑动,使用盘挡防止饭菜被推出盘外 | 4 | 3 | 2 | 1 | |
| | | 3. 对于视觉空间失认、全盲的被照护者,按时钟平面图摆放食物;偏盲者食物置于健侧 | 6 | 5~4 | 3~2 | 1 | |
| | | 4. 用健手持食物进食,或用健手将食物放在患手中,由患手进食 | 4 | 3 | 2 | 1 | |
| | | 5. 对于上肢关节活动受限,肌肉、肌张力异常不能完成抓握或动作不协调而不能正常摄食者,一方面要进行上肢功能训练,练习摄食动作;另一方面可使用自助餐具或加用辅助装置 | 8 | 6 | 4 | 2 | |
| | | 6. 训练被照护者喝水,杯中水应盛至4/5满,用健手帮助患手固定持杯,将杯送入唇边,完成喝水动作 | 6 | 5~4 | 3~2 | 1 | |
| | | 7. 对于不能自主进食者,应根据被照护者的进食次序、方法等进食习惯耐心喂食 | 8 | 6 | 4 | 2 | |
| | | 8. 整理用物和床单位 | 6 | 5~4 | 3~2 | 1 | |
| | | 9. 写记录 | 4 | 3 | 2 | 1 | |
| 提问 | 20 | | 20 | 15 | 10 | 5 | |
| 人文满意 | 20 | | 20 | 15 | 10 | 5 | |
| 总分 | 100 | | | | | | |

(熊雪红)

# 第二单元 带管进食康复护养

## 师资必读
### 留置胃管管饲法

| 实训任务设计 | |
|---|---|
| 综合考评设计 | 用小案例的方式模拟现实情况,进行留置胃管管饲法理论知识结合实际操作的考核形式 |
| 实训课时安排 | 2学时理论讲解,2学时技术操作 |
| 分组实训组织 | 1. 用小案例的方式开拓思维、提出问题、梳理知识结构<br>2. 引导留置胃管管饲法的问题评估和操作<br>3. 提出学习的目标<br>4. 进行照护要点及操作内容讲解 |
| 备注 | 康复护养人员和照护者完成实训任务 |

## 考评结构

1. 以实际被照护者的病情状况作为模拟病例,进行知识结合实际的考核形式。

2. 考核比重 技能占60%,知识占20%,人文占20%。其中人文考核中被照护者的满意度占10%。

3. 考核评分 如附表2-2-1。

附表 2-2-1　留置胃管管饲法操作考核评分

| 项目 | 项目总分 | 操作要求 | 评分等级及分值 | | | | 实际得分 |
|---|---|---|---|---|---|---|---|
| | | | A | B | C | D | |
| 操作前准备 | 10 | 评估被照护者、解释并准备 | 10 | 8 | 6 | 4 | |
| | | 自身评估和准备 | | | | | |
| | | 用物评估和准备 | | | | | |
| | | 环境评估和准备 | | | | | |
| 操作步骤 | 50 | 1. 协助摆体位，口述其他方法 | 8 | 6 | 4 | 2 | |
| | | 2. 松开胃管末端 | 6 | 5~4 | 3~2 | 1 | |
| | | 3. 确认位置，口述三种方法 | 8 | 6 | 4 | 2 | |
| | | 4. 注入少量温开水 | 4 | 3 | 2 | 1 | |
| | | 5. 灌注食物或药液，口述喂食注意事项，至少3项 | 8 | 6 | 4 | 2 | |
| | | 6. 再次注入少量温开水 | 4 | 3 | 2 | 1 | |
| | | 7. 固定胃管末端 | 4 | 3 | 2 | 1 | |
| | | 8. 整理用物和床单位 | 4 | 3 | 2 | 1 | |
| | | 9. 写记录 | 4 | 3 | 2 | 1 | |
| 提问 | 20 | | 20 | 15 | 10 | 5 | |
| 人文满意 | 20 | | 20 | 15 | 10 | 5 | |
| 总分 | 100 | | | | | | |

# 间歇性经口插管管饲法

| 实训任务设计 | |
|---|---|
| 综合考评设计 | 用小案例的方式模拟现实情况，进行间歇性经口插管管饲法理论知识结合实际操作的考核形式 |
| 实训课时安排 | 1学时理论讲解，1学时技术操作 |
| 分组实训组织 | 1. 用小案例的方式开拓思维、提出问题<br>2. 引导对间歇性经口插管管饲法的问题评估和操作<br>3. 提出学习的目标<br>4. 进行照护要点及操作内容讲解 |
| 备注 | 康复护养人员和照护者完成实训任务 |

# 考 评 结 构

1. 以实际被照护者的病情状况作为模拟病例,进行知识结合实际的考核形式。

2. 考核比重　技能占 60%,知识占 20%,人文占 20%。其中人文考核中被照护者的满意度占 10%。

3. 考核评分　如附表 2-2-2。

附表 2-2-2　间歇性经口插管管饲法操作考核评分

| 项目 | 项目总分 | 操作要求 | 评分等级及分值 | | | | 实际得分 |
|---|---|---|---|---|---|---|---|
| | | | A | B | C | D | |
| 操作前准备 | 10 | 着装规范,穿戴整齐 | 10 | 8 | 6 | 4 | |
| | | 讲解训练的重要性,取得配合、参与 | | | | | |
| | | 评估意识状态、口鼻腔黏膜的完整性 | | | | | |
| | | 用物准备齐全,摆放整齐规范 | | | | | |
| 操作步骤 | 50 | 1. 协助摆体位 | 4 | 3 | 2 | 1 | |
| | | 2. 口腔准备　观察口腔黏膜是否完整、有无溃疡等 | 4 | 3 | 2 | 1 | |
| | | 3. 润滑胃管　用麻油润滑胃管前端,以减少插管阻力 | 6 | 5~4 | 3~2 | 1 | |
| | | 4. 插管　嘱被照护者张嘴,必要时放好牙垫,将胃管经口插入,插至 10~15cm(咽喉部)时,嘱被照护者吞咽,随吞咽动作送管至预定长度,为 18~23cm | 4 | 3 | 2 | 1 | |
| | | 5. 确认位置　确认胃管在食管内,可将胃管末端置于水中,无气泡溢出;或嘱被照护者发"yi"音,声音清晰 | 8 | 6 | 4 | 2 | |
| | | 6. 固定胃管　确定胃管在食管内,将胃管用胶布固定于鼻翼及脸颊部 | 4 | 3 | 2 | 1 | |
| | | 7. 灌注食物　首先注入少量温开水,无呛咳再注入食物,最后注入少量温开水 | 8 | 6 | 4 | 2 | |
| | | 8. 拔管　松开固定胶布,缓慢拔出胃管 | 4 | 3 | 2 | 1 | |
| | | 9. 整理用物和床单位 | 4 | 3 | 2 | 1 | |
| | | 10. 写记录 | 4 | 3 | 2 | 1 | |
| 提问 | 20 | | 20 | 15 | 10 | 5 | |
| 人文满意 | 20 | | 20 | 15 | 10 | 5 | |
| 总分 | 100 | | | | | | |

(熊雪红)

# 第三单元　吞咽障碍康复护养

## 师资必读
## 间接训练技术

| 实训任务设计 | |
| --- | --- |
| 综合考评设计 | 采用小案例的方式模拟现实情况,进行间接训练理论知识结合实际操作的考核形式 |
| 实训课时安排 | 1 学时理论讲解,1 学时技术操作 |
| 分组实训组织 | 1. 用小案例的方式开拓思维、提出问题<br>2. 引导对间接训练技术的问题评估和操作<br>3. 提出学习的目标<br>4. 进行照护要点及操作内容讲解 |
| 备注 | 康复护养人员和照护者完成实训任务 |

## 考评结构

1. 以实际被照护者的病情状况作为模拟病例,进行知识结合实际的考核形式。

2. 考核比重　技能占 60%,知识占 20%,人文占 20%。其中人文考核中被照护者的满意度占 10%。

3. 考核评分　如附表 2-3-1。

附表 2-3-1　间接训练技术操作考核评分

| 项目 | 项目总分 | 操作要求 | 评分等级及分值 | | | | 实际得分 |
|---|---|---|---|---|---|---|---|
| | | | A | B | C | D | |
| 操作前准备 | 10 | 着装规范,穿戴整齐<br>讲解训练的重要性,取得配合、参与<br>评估意识状态、口鼻腔黏膜的完整性<br>用物准备齐全,摆放整齐规范 | 10 | 8 | 6 | 4 | |
| 操作步骤 | 50 | 1. 口唇运动　用单音单字进行康复训练,嘱被照护者张口发"a"音、向两侧运动发"i"音、缩唇后发"u"音,也可练习吹蜡烛、吹口哨、缩唇、微笑等动作促进口唇运动 | 5 | 4 | 3 | 2~1 | |
| | | 2. 颊肌运动　被照护者张口后闭上,使双颊部充满气体、鼓起腮,随呼气轻轻呼出;也可做吮吸手指的动作,收缩颊部和增强口轮匝肌的肌力 | 5 | 4 | 3 | 2~1 | |
| | | 3. 喉上提运动　被照护者头前伸,然后在其颌下施加压力,嘱其低头,抬高舌背,即舌向上抵硬腭或发辅音的发音训练 | 5 | 4 | 3 | 2~1 | |
| | | 4. 软腭训练　指导被照护者发"ge-ge-ge"音,或让其深吸气后,屏气10秒,接着从口中将气体呼出 | 5 | 4 | 3 | 2~1 | |
| | | 5. 舌部运动　舌部被动运动、主动运动和抗阻运动 | 5 | 4 | 3 | 2~1 | |
| | | 6. 屏气-发声运动　被照护者坐在椅子上,双手支撑椅面做推压运动和屏气,此时胸廓固定、声门紧闭,然后突然松手,声门打开,呼气发声 | 5 | 4 | 3 | 2~1 | |
| | | 7. 冰刺激　可将棉签在碎冰块中放置数秒,然后将冰凉的棉签置于被照护者口内前咽弓处,平稳地沿垂直方向摩擦4~5次,然后做一次吞咽动作 | 5 | 4 | 3 | 2~1 | |
| | | 8. 口腔感知觉训练　用温水和冰水交替漱口进行冷热温度刺激,或给予不同味道的食物如柠檬、辣椒、糖等进行味觉刺激 | 5 | 4 | 3 | 2~1 | |
| | | 9. 呼吸道保护手法　3种 | 5 | 4 | 3 | 2~1 | |
| | | 10. 整理用物和床单位<br>11. 写记录 | 5 | 4 | 3 | 2~1 | |
| 提问 | 20 | | 20 | 15 | 10 | 5 | |
| 人文满意 | 20 | | 20 | 15 | 10 | 5 | |
| 总分 | 100 | | | | | | |

# 直接训练技术

| 实训任务设计 | |
|---|---|
| 综合考评设计 | 用小案例的方式模拟现实情况,进行直接训练采用理论知识结合实际操作的考核形式 |
| 实训课时安排 | 1 学时理论讲解,1 学时技术操作 |
| 分组实训组织 | 1. 用小案例方式开拓思维、提出问题<br>2. 引导对直接训练技术的问题评估和操作<br>3. 提出学习的目标<br>4. 进行照护要点及操作内容讲解 |
| 备注 | 康复护养人员和照护者完成实训任务 |

# 考 评 结 构

1. 以实际被照护者的病情状况作为模拟病例,进行知识结合实际的考核形式。

2. 考核比重　技能占 60%,知识占 20%,人文占 20%。其中人文考核中被照护者的满意度占 10%。

3. 考核评分　如附表 2-3-2。

附表 2-3-2　直接训练技术操作考核评分

| 项目 | 项目总分 | 操作要求 | 评分等级及分值 | | | | 实际得分 |
|---|---|---|---|---|---|---|---|
| | | | A | B | C | D | |
| 操作前准备 | 10 | 着装规范,穿戴整齐 | 10 | 8 | 6 | 4 | |
| | | 讲解训练的重要性,取得配合、参与 | | | | | |
| | | 评估意识状态、口鼻腔黏膜的完整性 | | | | | |
| | | 用物准备齐全,摆放整齐规范 | | | | | |

续表

| 项目 | 项目总分 | 操作要求 | 评分等级及分值 | | | | 实际得分 |
|---|---|---|---|---|---|---|---|
| | | | A | B | C | D | |
| 操作步骤 | 50 | 1. 协助摆体位 | 6 | 5~4 | 3~2 | 1 | |
| | | 2. 食物性状 根据吞咽障碍的程度及阶段,本着先易后难的原则选择 | 8 | 6 | 4 | 2 | |
| | | 3. 确认食团入口位置 将食物放在健侧舌的中后部或健侧颊部,用勺子向舌部施力增加感觉,以引起吞咽反射 | 8 | 6 | 4 | 2 | |
| | | 4. 确认一口量 | 8 | 6 | 4 | 2 | |
| | | 5. 进食速度需合适 前一口吞咽完成后再进食下一口,避免两次食物重叠入口的现象 | 6 | 5~4 | 3~2 | 1 | |
| | | 6. 进食时间 控制在 30 分钟以内,最长不超过 40 分钟 | 6 | 5~4 | 3~2 | 1 | |
| | | 7. 整理用物和床单位 | 4 | 3 | 2 | 1 | |
| | | 8. 写记录 | 4 | 3 | 2 | 1 | |
| 提问 | 20 | | 20 | 15 | 10 | 5 | |
| 人文满意 | 20 | | 20 | 15 | 10 | 5 | |
| 总分 | 100 | | | | | | |

# 代偿性训练技术

| 实训任务设计 | |
|---|---|
| 综合考评设计 | 用小案例的方式模拟现实情况,进行代偿性训练理论知识结合实际操作的考核形式 |
| 实训课时安排 | 1 学时理论讲解,1 学时技术操作 |
| 分组实训组织 | 1. 用小案例的方式开拓思维、提出问题<br>2. 引导对代偿性训练技术的问题评估和操作<br>3. 提出学习的目标<br>4. 进行照护要点及操作内容讲解 |
| 备注 | 康复护养人员和照护者完成实训任务 |

# 考 评 结 构

1. 以实际被照护者的病情状况作为模拟病例,进行知识结合实际的考核形式。

2. 考核比重 技能占 60%,知识占 20%,人文占 20%。其中人文考核中被照护者的满意度占 10%。

3. 考核评分 如附表 2-3-3。

附表 2-3-3 代偿性训练技术操作考核评分

| 项目 | 项目总分 | 操作要求 | 评分等级及分值 | | | | 实际得分 |
|---|---|---|---|---|---|---|---|
| | | | A | B | C | D | |
| 操作前准备 | 10 | 着装规范,穿戴整齐 | 10 | 8 | 6 | 4 | |
| | | 讲解训练的重要性,取得配合、参与 | | | | | |
| | | 评估意识状态、口鼻腔黏膜的完整性 | | | | | |
| | | 用物准备齐全,摆放整齐规范 | | | | | |
| 操作步骤 | 50 | 1. 侧方吞咽 让被照护者分别向左右侧转头,做侧方吞咽,可去除梨状隐窝部的残留食物 | 8 | 6 | 4 | 2 | |
| | | 2. 空吞咽与交替吞咽 每次进食吞咽后,反复做数次空吞咽,使食团全部咽下,然后再进食。也可以每次进食吞咽后饮极少量的水(1~2ml),有利于刺激诱发吞咽反射,并能去除咽部残留食物 | 8 | 6 | 4 | 2 | |
| | | 3. 用力吞咽 让被照护者将舌用力向后移动,帮助食物推进通过咽腔,以增加口腔吞咽压,减少食物残留 | 8 | 6 | 4 | 2 | |
| | | 4. 点头样吞咽 颈部尽量前屈,状似点头,同时做空吞咽动作,去除会厌谷残留物 | 8 | 6 | 4 | 2 | |
| | | 5. 低头吞咽 颈部尽量前屈姿势吞咽,使会厌谷的空间扩大,并让会厌向后移位,避免食物溢漏入喉前庭,更有利于保护气道;收窄气管入口;咽后壁后移,使食物尽量离开气管入口处 | 8 | 6 | 4 | 2 | |
| | | 6. 整理用物和床单位 | 5 | 4 | 3 | 2~1 | |
| | | 7. 写记录 | 5 | 4 | 3 | 2~1 | |
| 提问 | 20 | | 20 | 15 | 10 | 5 | |
| 人文满意 | 20 | | 20 | 15 | 10 | 5 | |
| 总分 | 100 | | | | | | |

(熊雪红)

# 第三章　二便功能障碍康复护养

## 第一单元　如厕障碍康复护养

### 师 资 必 读

| 实训任务设计 | |
| --- | --- |
| 综合考评设计 | 通过典型病例导入,采用图片与理论相结合的方法,掌握正确转移方法的选择、注意事项、防护技术。用小案例的方式模拟现实情况,进行理论结合实际的考核形式 |
| 实训课时安排 | 1 学时理论讲解及技术操作 |
| 实训组织 | 1. 病例导入后开拓思维、提出问题<br>2. 教师引导该课时的问题评估及工作思考<br>3. 提出工作和学习的目标<br>4. 进行技能知识及技术操作内容授课 |
| 备注 | 康复护养人员和照护者完成实训任务 |

### 考 评 结 构

1. 以实际被照护者的病情状况做模拟病例,进行知识结合实际的考核形式。

2. 考核比重　技能占 80%,知识占 10%,人文 10%。其中人文考核中被照护者的满意度占 5%。

3. 考核评分　如附表 3-1-1。

附表 3-1-1 如厕训练技术操作评分

| 项目 | | 项目总分 | 操作要求 | 评分等级及分值 | | | | 实际得分 |
|---|---|---|---|---|---|---|---|---|
| | | | | A | B | C | D | |
| 操作前准备 | | 10 | 着装规范,穿戴整齐<br>讲解正确如厕的重要性,取得配合<br>评估下肢损伤的程度及活动能力<br>评估轮椅的选择<br>用物:轮椅 | 10 | 8 | 6 | 4 | |
| 正确如厕训练 | 轮椅如厕 | 40 | 1. 患者的轮椅靠近坐便器 - 制动刹车 - 旋开脚踏板 - 身体移向轮椅坐前沿 - 健侧靠近扶手,站起转向将两腿后面靠到坐便器的前缘<br>2. 站稳 解开裤子,并褪到臀部以下(但不要过膝),再坐到便器上<br>3. 便后清洁时,臀部与手呈相反方向移动 - 用健侧手拉裤子后站起整理 | 40 | 32 | 24 | 16 | |
| | 如厕完毕返回 | 30 | 1. 站起转向将两腿后面靠到轮椅前缘 - 健侧扶扶手坐下 - 身体移向轮椅靠背<br>2. 翻下脚踏板 - 松刹车 - 返回病房 | 30 | 24 | 18 | 12 | |
| 提问 | | 10 | | 10 | 7 | 4 | 1 | |
| 人文满意 | | 10 | | 10 | 7 | 4 | 1 | |
| 总分 | | 100 | | | | | | |

(孙素娟 闫冬蕊)

# 第二单元　排尿障碍康复护养

## 师 资 必 读

| 实训任务设计 | |
|---|---|
| 综合考评设计 | 通过典型病例导入,采用图片与理论相结合的方法,掌握正确排尿障碍的护理技术。采用模拟病例,用小案例方式模拟现实情况,将理论结合实际进行考核 |
| 实训课程安排 | 1 学时理论讲解及技术操作 |
| 实训组织 | 1. 用小案例的方式开拓思维、提出问题<br>2. 引导排尿方法的问题评估<br>3. 提出学习的目标<br>4. 进行技能知识及操作内容讲解 |
| 备注 | 有资质的康复护养人员或照护者完成实训任务 |

## 考 评 结 构

1. 以实际照护者的病情状况做模拟病例,进行知识和实际相结合的考核形式。

2. 考核比重　技能占 80%,知识占 10%,人文占 10%。其中人文考核中被照护者的满意度占 5%。

3. 考核评分　如附表 3-2-1。

附表 3-2-1　间歇导尿训练技术操作评分

| 项目 | 项目总分 | 操作要求 | 评分等级及分值 | | | | 实际得分 |
|---|---|---|---|---|---|---|---|
| | | | A | B | C | D | |
| 操作前准备 | 20 | 着装规范,穿戴整齐 | 5 | 4 | 3 | 2~0 | |
| | | 评估:病情、导尿目的;膀胱充盈程度及排尿情况;会阴部清洁程度及皮肤情况 | 5 | 4 | 3 | 2~0 | |
| | | 环境:患者安静舒适的体位和相对隐秘的环境 | 5 | 4 | 3 | 2~0 | |
| | | 物品准备:一次性导尿包或亲水性涂层间歇导尿管、量杯、镜子(女)及尿器等 | 5 | 4 | 3 | 2~0 | |
| 神经源性膀胱间歇导尿操作流程 | 60 | 1. 患者饮水情况,是否按计划饮水,依从性情况 | 5 | 4 | 3 | 2~0 | |
| | | 2. 评估患者的膀胱及尿道功能 | 5 | 4 | 3 | 2~0 | |
| | | 3. 掌握间歇导尿训练适应证及禁忌证 | 5 | 4 | 3 | 2~0 | |
| | | 4. 讲解间歇导尿的目的、方法,取得配合 | 5 | 4 | 3 | 2~0 | |
| | | 5. 洗手、戴口罩、手套 | 5 | 4 | 3 | 2~0 | |
| | | 6. 清洗会阴部　使用清水洗净会阴部,并使用清洁干毛巾擦干 | 5 | 4 | 3 | 2~0 | |
| | | 7. 适当体位,褪下裤子,分开双腿,放量杯于两腿之间 | 5 | 4 | 3 | 2~0 | |
| | | 8. 准备亲水涂层导尿管待用,或打开一次性导尿包,润滑导尿管 | 5 | 4 | 3 | 2~0 | |
| | | 9. 女患者由上向下清洗大小阴唇、尿道口至会阴;男患者翻开包皮,由内向外清洗尿道口及周围皮肤,均再次清洁尿道口 | 5 | 4 | 3 | 2 | |
| | | 10. 亲水涂层导尿管用无触摸方式将导尿管插入尿道;一次性导尿管使用镊子将导尿管插入尿道 | 5 | 4 | 3 | 2 | |
| | | 11. 插入导尿管,有尿液流出时再插入1~2cm | 5 | 4 | 3 | 2~0 | |
| | | 12. 直至无尿液流出,拔出导尿管,放入污物袋内 | 5 | 4 | 3 | 2~0 | |
| 提问 | 10 | | 10 | 7 | 4 | 1 | |
| 人文满意 | 10 | | 10 | 7 | 4 | 1 | |
| 总分 | 100 | | | | | | |

(孙素娟　闫冬蕊)

# 第三单元　排便障碍康复护养

## 师 资 必 读

| 实训任务设计 | |
|---|---|
| 综合考评设计 | 通过典型病例导入,采用实际与理论相结合的方法,掌握神经源性直肠的正确指导训练技术。以被照护者的病情状况作为模拟病例,进行理论和实际相结合的考核形式,全面考查学生的掌握能力 |
| 实训课程安排 | 1 学时理论讲解及技术操作 |
| 实训组织 | 1. 用小案例的方式开拓思维、提出问题<br>2. 引导排便障碍技术方法的问题评估<br>3. 提出学习的目标<br>4. 进行技能知识及操作内容讲解 |
| 备注 | 有资质的康复护养人员和照护者完成实训任务 |

## 考 评 结 构

1. 以实际照护者的病情状况作为模拟病例,进行理论结合实际的考核形式。

2. 考核比重　技能占 80%,知识占 10%,人文占 10%。其中人文考核中被照护者的满意度占 5%。

3. 考核评分　如附表 3-3-1。

附表 3-3-1　肠道(便秘)康复训练技术操作评分

| 项目 | 项目总分 | 操作要求 | 评分等级及分值 | | | | 实际得分 |
|---|---|---|---|---|---|---|---|
| | | | A | B | C | D | |
| 操作前准备 | 20 | 评估:有无影响排便的因素及是否适宜进行肠道康复训练,确定训练方法 | 5 | 4 | 3 | 2~0 | |
| | | 解释:以患者能够理解的方式向其解释肠道康复训练并取得同意 | 5 | 4 | 3 | 2~0 | |
| | | 护士准备:着装规范,穿戴整齐 | 5 | 4 | 3 | 2~0 | |
| | | 环境准备:隐秘环境 | 5 | 4 | 3 | 2~0 | |
| 便秘训练操作 | 60 | 合理安排饮食 | 5 | 4 | 3 | 2~0 | |
| | | 有效沟通,训练逐步建立排便反射 | 5 | 4 | 3 | 2~0 | |
| | | 排便体位指导:采用可以使肛门直肠角增大的体位即蹲位或坐位 | 5 | 4 | 3 | 2~0 | |
| | | 诱发直肠肛门反射操作方法正确 | 10 | 8 | 6 | 4~0 | |
| | | 指导患者腹部按摩方法正确 | 10 | 8 | 6 | 4~0 | |
| | | 指导患者增强腹肌运动方法正确 | 10 | 8 | 6 | 4~0 | |
| | | 指导患者盆底部肌肉运动方法正确 | 5 | 4 | 3 | 2~0 | |
| | | 操作熟练、规范,动作轻柔,注意节力省时 | 5 | 4 | 3 | 2~0 | |
| | | 定时评价排便情况和观察肠道康复训练效果,并记录 | 5 | 4 | 3 | 2 | |
| 提问 | 10 | | 10 | 7 | 4 | 1 | |
| 人文满意 | 10 | | 10 | 7 | 4 | 1 | |
| 总分 | 100 | | | | | | |

(孙素娟　闫冬蕊)

# 第四章　卧床体位康复护养

## 第一单元　良肢位摆放

### 师 资 必 读

| 实训任务设计 | |
| --- | --- |
| 综合考评设计 | 通过典型病例导入,采用图片与理论相结合的方法,掌握偏瘫被照护者的良肢位摆放,有效预防和减少皮肤压力性损伤的发生。用小案例的方式模拟现实情况,进行知识结合实际考核形式 |
| 实训课时安排 | 1学时理论讲解及技术操作 |
| 实训组织 | 1. 病例导入后开拓思维、提出问题<br>2. 教师引导该课时的问题评估及工作思考<br>3. 提出工作和学习的目标<br>4. 进行技能知识及操作内容授课 |
| 备注 | 有资质的康复护养人员或照护者完成实训任务 |

### 考 评 结 构

1. 以实际被照护者的病情状况作为模拟病例,进行知识结合实际考核形式。

2. 考核比重　操作前准备占10%,良肢位摆放操作占50%,总体态度及质量占20%,提问理论知识占20%。

3. 考核评分　如附表4-1-1。

附表 4-1-1 良肢位摆放评分

| 项目 | 项目总分 | 技术操作要求及分值 | 评分等级及分值 A | B | C | D | 实际得分 |
|---|---|---|---|---|---|---|---|
| 操作前准备 | 10 | 着装规范,穿戴整齐 | 10 | 8 | 6 | 4 | |
| | | 肌力及上下肢关节活动度、心理、知识水平、配合程度 | | | | | |
| | | 讲解体位摆放的重要性,倾听被照护者的主诉,并取得配合参与 | | | | | |
| | | 用物:软枕 4~5 个 | | | | | |
| 良肢位摆放操作过程 | 平卧位 11 | 检查受压皮肤、协助平卧 | 11 | 9 | 7 | 4 | |
| | | 患侧肩下垫软枕、头偏向患侧 | | | | | |
| | | 患侧肩关节稍外展,伸肘、伸腕、伸指,掌心向下 | | | | | |
| | | 患侧骨盆下垫薄枕、患侧下肢伸髋膝,踝背伸90°,呈中立位或患下肢屈曲、髋关节内收内旋、足踩床面 | | | | | |
| | | 体位安全、舒适 | | | | | |
| | 健侧卧位 11 | 协助翻身,检查受压皮肤 | 11 | 9 | 7 | 4 | |
| | | 患侧上肢用软枕支撑,肩前屈 90° | | | | | |
| | | 患侧伸肘、伸腕,伸指,掌心向下 | | | | | |
| | | 患侧下肢用软枕支撑,呈迈步状(屈髋、屈膝、踝背伸90°),足不能悬空 | | | | | |
| | | 体位安全、舒适 | | | | | |
| | 患侧卧位 11 | 协助翻身,检查受压皮肤 | 11 | 9 | 7 | 4 | |
| | | 患侧肩关节前屈 90°,伸肘、伸指,掌心向上 | | | | | |
| | | 患侧下肢伸髋,稍屈膝,踝背伸 90° | | | | | |
| | | 健侧下肢避免压迫患侧下肢 | | | | | |
| | | 体位安全、舒适 | | | | | |
| | 半坐卧位 7 | 协助更换体位,检查受压皮肤 | 7 | 4 | 2 | 1 | |
| | | 软枕置于被照护者后背部下方,躯干保持伸直 | | | | | |
| | | 臀部 90° 屈曲,双上肢置于软枕上 | | | | | |
| | | 体位安全、舒适 | | | | | |

续表

| 项目 | 项目总分 | 技术操作要求及分值 | 评分等级及分值 | | | | 实际得分 |
|---|---|---|---|---|---|---|---|
| | | | A | B | C | D | |
| 良肢位摆放操作过程 | 轮椅坐位 10 | 协助更换体位,检查受压皮肤 | 10 | 8 | 6 | 4 | |
| | | 躯干保持伸直,将软枕置于被照护者后背部下方 | | | | | |
| | | 双上肢置于软枕上 | | | | | |
| | | 双足直接放于轮椅脚踏板上;或者保持被照护者大腿稍低于水平位置,即腘窝角度大于90° | | | | | |
| | | 指导轮椅坐位被照护者自我减压 | | | | | |
| | | 体位安全、舒适 | | | | | |
| 提问 | 20 | 掌握、大部分掌握、一半掌握、小部分掌握 | 20 | 18 | 10 | 5 | |
| 人文满意 | 20 | 态度和蔼,人文关怀,保护隐私 | 20 | 18 | 10 | 5 | |
| | | 动作熟练,物品整理妥当 | | | | | |
| | | 被照护者满意、一般、不满意 | | | | | |
| 总分 | 100 | | | | | | |

（蒋 茜）

# 第二单元 功能位摆放

## 师资必读

| 实训任务设计 | |
|---|---|
| 综合考评设计 | 通过小案例方式,采用图片与理论相结合的方式,掌握各关节功能位的具体摆放方法,预防失用综合征的发生。模拟现实情况,采用知识结合实际的考核形式 |
| 实训课时安排 | 2 学时理论讲解,2 学时技术操作 |
| 分组实训组织 | 1. 用小案例方式开拓思维、提出问题<br>2. 引导功能位摆放方法的问题评估<br>3. 提出学习的目标<br>4. 进行技能知识及操作内容讲解 |
| 备注 | 康复护养人员和照护者完成实训任务 |

## 考评结构

1. 以实际照护者的病情状况作为模拟病例,采用知识结合实际的考核形式。

2. 考核比重 知识及技能运用占 95%,人文考核中被照护者的满意度占 5%。

3. 考核评分 如附表 4-2-1。

附表 4-2-1　功能位摆放指导训练技术评分

| 项目 | | 项目总分 | 操作要求 | 评分等级及分值 | | | | 实际得分 |
|---|---|---|---|---|---|---|---|---|
| | | | | A | B | C | D | |
| 操作前准备 | | 10 | 着装规范,穿戴整齐,指甲整洁 | 10 | 8 | 6 | 4 | |
| | | | 核对被照护者信息 | | | | | |
| | | | 解释目的,取得配合 | | | | | |
| | | | 评估意识状态和皮肤黏膜的完整性 | | | | | |
| | | | 协助患者排尿等 | | | | | |
| | | | 六步洗手法洗手、戴口罩 | | | | | |
| | | | 用物:大小、数量合适的枕头,必要时支具 | | | | | |
| 操作中 | 肩关节 | 10 | 肩关节功能位摆放正确 | 10 | 8 | 6 | 4 | |
| | | | 合理使用枕头及支具 | | | | | |
| | 肘关节 | 10 | 肘关节功能位摆放正确 | 10 | 8 | 6 | 4 | |
| | | | 合理使用前臂吊带 | | | | | |
| | 腕关节 | 10 | 腕关节功能位摆放正确 | 10 | 8 | 6 | 4 | |
| | | | 合理使用支具 | | | | | |
| | 手部 | 10 | 手部功能位摆放正确 | 10 | 8 | 6 | 4 | |
| | | | 合理使用辅助用具 | | | | | |
| | 髋关节 | 10 | 髋关节功能位摆放正确 | 10 | 8 | 6 | 4 | |
| | | | 合理使用软枕 | | | | | |
| | 膝关节 | 10 | 膝关节功能位摆放正确 | 10 | 8 | 6 | 4 | |
| | | | 合理使用软枕 | | | | | |
| | 踝关节 | 10 | 踝关节功能位摆放正确 | 10 | 8 | 6 | 4 | |
| | | | 合理使用辅助用具 | | | | | |
| | 总体舒适 | 10 | 照护者操作节力 | 10 | 8 | 6 | 4 | |
| | | | 被照护者安全舒适 | | | | | |
| 提问 | | 5 | | 5 | 4 | 3 | 2 | |
| 人文满意 | | 5 | | 5 | 4 | 3 | 2 | |
| 总分 | | 100 | | | | | | |

（高　娜）

# 第三单元　骨科体位摆放

## 师 资 必 读

| 实训任务设计 | |
|---|---|
| 综合考评设计 | 通过小案例方式,采用图片与理论相结合的方式,掌握不同骨折体位的具体摆放方法,预防失用综合征的发生。采用知识结合实际的考核形式 |
| 实训课时安排 | 2学时理论讲解,2学时技术操作 |
| 分组实训组织 | 1. 用小案例的方式开拓思维、提出问题<br>2. 引导功能位摆放方法的问题评估<br>3. 提出学习的目标<br>4. 进行技能知识及操作内容讲解 |
| 备注 | 康复护养人员和照护者完成实训任务 |

## 考 评 结 构

1. 以实际照护者的病情状况作为模拟病例,采用知识结合实际的考核形式。

2. 考核比重　知识与技能应用占95%,人文考核中被照护者的满意度占5%。

3. 考核评分　如附表4-3-1。

附表 4-3-1　体位摆放指导训练技术评分

| 项目 | | 项目总分 | 操作要求 | 评分等级及分值 | | | | 实际得分 |
|---|---|---|---|---|---|---|---|---|
| | | | | A | B | C | D | |
| 操作前准备 | | 10 | 着装规范,穿戴整齐,指甲整洁 | 10 | 8 | 6 | 4 | |
| | | | 核对被照护者的信息 | | | | | |
| | | | 解释目的,取得配合 | | | | | |
| | | | 评估意识状态和皮肤黏膜的完整性 | | | | | |
| | | | 协助被照护者排尿等 | | | | | |
| | | | 六步洗手法洗手、戴口罩 | | | | | |
| | | | 用物:大小、数量合适的枕头,必要时支具 | | | | | |
| 操作中 | 石膏固定术后 | 10 | 体位摆放正确 | 10 | 8 | 6 | 4 | |
| | | | 合理使用枕头及支具 | | | | | |
| | 牵引术后 | 10 | 体位摆放正确 | 10 | 8 | 6 | 4 | |
| | | | 合理使用保护用具 | | | | | |
| | 髋关节置换术后 | 10 | 体位摆放正确 | 10 | 8 | 6 | 4 | |
| | | | 合理使用支具、软枕 | | | | | |
| | 膝关节置换术后 | 10 | 体位摆放正确 | 10 | 8 | 6 | | |
| | | | 合理使用辅助用具 | | | | | |
| | 上肢骨折术后 | 10 | 体位摆放正确 | 10 | 8 | 6 | 4 | |
| | | | 合理使用软枕 | | | | | |
| | 下肢骨折术后 | 10 | 体位摆放正确 | 10 | 8 | 6 | 4 | |
| | | | 合理使用软枕 | | | | | |
| | 脊柱术后 | 10 | 体位摆放正确 | 10 | 8 | 6 | 4 | |
| | | | 合理使用辅助用具 | | | | | |
| | 总体舒适 | 10 | 照护者操作节力 | 10 | 8 | 6 | 4 | |
| | | | 被照护者安全舒适 | | | | | |
| 提问 | | 5 | | 5 | 4 | 3 | 2 | |
| 人文满意 | | 5 | | 5 | 4 | 3 | 2 | |
| 总分 | | 100 | | | | | | |

(张 燕)

# 第五章　床上活动康复护养

## 第一单元　被 动 翻 身

### 师 资 必 读

| 实训任务设计 | |
| --- | --- |
| 综合考评设计 | 采用图片与理论相结合的方式,掌握被动翻身方法,可有效预防和减少皮肤出现压力性损伤、肺部感染及关节挛缩等失用性综合征。用小案例的方式模拟现实情况,进行知识结合实际的考核形式 |
| 实训课程时安排 | 2 学时理论讲解,2 学时技术操作 |
| 分组实训组织 | 1. 用小案例的方式开拓思维、提出问题<br>2. 引导被动翻身方法的问题评估<br>3. 提出学习的目标<br>4. 进行技能知识及操作内容讲解 |
| 备注 | 康复护养人员和照护者完成实训任务 |

### 考 评 结 构

1. 以实际照护者的病情状况作为模拟病例,采用知识结合实际考核形式。

2. 考核比重　技能占 60%,知识占 20%,人文占 20%。其中人文考核中被照护者的满意度占 10%。

3. 考核评分　如附表 5-1-1。

附表 5-1-1　被动翻身法技术评分

| 项目 | | 项目总分 | 操作要求 | 评分等级及分值 | | | | 实际得分 |
|---|---|---|---|---|---|---|---|---|
| | | | | A | B | C | D | |
| 操作前准备 | | 5 | 着装规范,穿戴整齐 | 5 | 4 | 3 | 1 | |
| | | | 讲解训练的重要性,取得配合、参与 | | | | | |
| | | | 评估意识状态和皮肤黏膜的完整性 | | | | | |
| | | | 用物:宽大密实的背枕 | | | | | |
| 被动翻身指导技术 | 由仰卧位向健侧被动翻身 | 15 | 翻身程序正确 | 15 | 10 | 5 | 3 | |
| | | | 照护者操作节力 | | | | | |
| | | | 被照护者安全舒适 | | | | | |
| | 由仰卧位向患侧被动翻身 | 15 | 翻身手法正确,注意患侧肩关节的保护 | 15 | 10 | 5 | 3 | |
| | | | 照护者操作节力 | | | | | |
| | | | 被照护者安全舒适 | | | | | |
| | 双人协助由仰卧位向一侧翻身指导技术 | 15 | 翻身程序正确 | 15 | 10 | 5 | 3 | |
| | | | 照护者操作节力 | | | | | |
| | | | 被照护者安全舒适 | | | | | |
| | 三人翻身法 | 10 | 翻身程序正确 | 10 | 8 | 6 | 3 | |
| | | | 照护者操作节力 | | | | | |
| | | | 被照护者安全舒适 | | | | | |
| 提问 | | 20 | | 20 | 15 | 10 | 5 | |
| 人文满意 | | 20 | | 20 | 15 | 10 | 5 | |
| 总分 | | 100 | | | | | | |

(李　葳)

# 第二单元 主动翻身

## 师 资 必 读

| 实训任务设计 | |
|---|---|
| 综合考评设计 | 通过小案例方式导入，采用图片演示与理论相结合的方式，掌握主动翻身方法和注意事项。采用知识结合实际的考核形式 |
| 实训课时安排 | 1 学时理论讲解，1 学时技术操作 |
| 实训组织 | 1. 以小案例方式开拓思维、提出问题<br>2. 教师引导该课时的问题评估及工作思考<br>3. 提出工作和学习的目标<br>4. 进行技能知识及技术操作内容授课 |
| 备注 | 有资质的康复护养人员或照护者完成实训任务 |

## 考 评 结 构

1. 以实际照护者的病情状况作为模拟病例，采用知识结合实际的考核形式。

2. 考核比重　技能占 60%，知识占 20%，人文占 20%。其中人文考核中被照护者的满意度占 10%。

3. 考核评分　如附表 5-2-1。

附表 5-2-1　床上运动训练技术评分

| 项目 | | 项目总分 | 操作要求 | 评分等级及分值 | | | | 实际得分 |
|---|---|---|---|---|---|---|---|---|
| | | | | A | B | C | D | |
| 操作前准备 | | 5 | 着装规范,穿戴整齐 | 5 | 4 | 3 | 1 | |
| | | | 讲解训练的重要性,取得配合、参与 | | | | | |
| | | | 评估病情、精神状态、生命体征、合作程度、自理能力、关节活动度 | | | | | |
| | | | 用物:大小合适、舒适的枕头 | | | | | |
| 主动翻身训练 | 自我翻身 | 35 | 向健侧翻身方法正确 | 35 | 27 | 18 | 9 | |
| | | | 向患侧翻身方法正确 | | | | | |
| | 床上移动 | 20 | 床上横向移动方法正确 | 20 | 15 | 10 | 5 | |
| | | | 床上纵向移动方法正确 | | | | | |
| 提问 | | 20 | | 20 | 15 | 10 | 5 | |
| 人文满意 | | 20 | | 20 | 15 | 10 | 5 | |
| 总分 | | 100 | | | | | | |

（乐　捷）

# 第三单元 床上运动

## 师资必读

| 实训任务设计 | |
|---|---|
| 综合考评设计 | 通过小案例方式导入,采用图片演示与理论相结合的方式,掌握床上运动方法和注意事项。采用知识结合实际的考核形式 |
| 实训课时安排 | 1学时理论讲解,1学时技术操作 |
| 实训组织 | 1. 以小案例方式开拓思维、提出问题<br>2. 教师引导该课时的问题评估及工作思考<br>3. 提出工作和学习的目标<br>4. 进行技能知识及技术操作内容授课 |
| 备注 | 有资质的康复护养人员或照护者完成实训任务 |

## 考评结构

1. 以实际照护者的病情状况作为模拟病例,采用知识结合实际的考核形式。

2. 考核比重 技能占60%,知识占20%,人文占20%。其中人文考核中被照护者的满意度占10%。

3. 考核评分 如附表5-3-1。

附表 5-3-1 床上运动训练技术评分

| 项目 | | 项目总分 | 操作要求 | 评分等级及分值 | | | | 实际得分 |
|---|---|---|---|---|---|---|---|---|
| | | | | A | B | C | D | |
| 操作前准备 | | 5 | 着装规范,穿戴整齐 | 5 | 4 | 3 | 1 | |
| | | | 讲解训练的重要性,取得配合、参与 | | | | | |
| | | | 评估病情、精神状态、生命体征、合作程度、自理能力、关节活动度 | | | | | |
| | | | 用物:大小合适、舒适的枕头 | | | | | |
| 床上运动训练 | 上肢运动训练 | 20 | 肩关节活动方法正确 | 20 | 15 | 10 | 5 | |
| | | | 肘关节活动方法正确 | | | | | |
| | | | 腕关节活动方法正确 | | | | | |
| | | | 手指关节活动方法正确 | | | | | |
| | 下肢运动训练 | 20 | 桥式运动方法正确 | 20 | 15 | 10 | 5 | |
| | | | 下肢关节的被动活动:髋关节、膝关节、踝关节、足趾活动方法正确 | | | | | |
| | 坐位及坐位平衡 | 15 | 坐位耐力训练方法正确 | 15 | 10 | 5 | 3 | |
| | | | 床边起坐训练方法正确 | | | | | |
| | | | 坐位平衡训练方法正确 | | | | | |
| 提问 | | 20 | | 20 | 15 | 10 | 5 | |
| 人文满意 | | 20 | | 20 | 15 | 10 | 5 | |
| 总分 | | 100 | | | | | | |

(乐 捷)

# 第六章　转移康复护养

# 第一单元　轮椅移乘康复

## 师 资 必 读

| 实训任务设计 | |
| --- | --- |
| 综合考评设计 | 通过典型病例情境再现,完成学习目标内容,采用文字解释与图片相结合的形式,突出要点,掌握转移康复方法,并根据被照护者的实际情况运用其方法。病情设计,进行实际操作考核,并提问相关理论知识 |
| 实训课时安排 | 1 学时理论讲解,1 学时方法操作 |
| 实训组织 | 1. 通过病例,学员讨论实际操作会遇到的重点和难点<br>2. 提出本单元学习的重要性及目标<br>3. 进行本单元的授课内容 |
| 备注 | 有资质的康复护养人员或照护者完成实训任务 |

## 考 评 结 构

1. 以被照护者的病情状况作为模拟病例,采用与理论知识相结合的考试形式。

2. 考核比重　技能占 60%,理论占 20%,人文占 20%。

3. 考核评分　如附表 6-1-1。

附表 6-1-1　轮椅移乘方法考核评分

| 项目 | | 项目总分 | 操作要求 | 评分等级及分值 | | | | 实际得分 |
|---|---|---|---|---|---|---|---|---|
| | | | | A | B | C | D | |
| 操作前准备 | | 5 | 穿戴整齐,取下尖锐物品 | 5 | 4 | 3 | 1 | |
| | | | 讲解训练的重要性,取得被照护者的配合 | | | | | |
| | | | 评估<br>环境:安静、整洁、宽敞明亮<br>被照护者:病情、意识状态、认知、坐立位平衡、肢体活动情况、体重、有无管路、配合程度 | | | | | |
| | | | 用物:轮椅大小适合,处于备用状态 | | | | | |
| 转移训练 | 大量帮助完成床到轮椅转移 | 20 | 设置合理,轮椅位置摆放正确,妥善固定 | 20 | 15 | 10 | 5 | |
| | | | 协助端坐床旁、起身、转移、调整坐姿等方法正确,关键点操作到位,过程顺利,保证安全 | | | | | |
| | | | 操作节力,有效沟通,配合默契 | | | | | |
| | | | 轮椅上坐姿正确,肢体放置合理 | | | | | |
| | 少量帮助完成主动转移 | 20 | 设置合理,轮椅位置摆放正确,妥善固定 | 20 | 15 | 10 | 5 | |
| | | | 帮助下主动起身方法正确,关键点操作到位,过程顺利,保证安全 | | | | | |
| | | | 轮椅上坐姿正确,肢体放置合理 | | | | | |
| | 独立完成主动转移 | 15 | 轮椅位置摆放正确,妥善固定 | 15 | 12 | 8 | 4 | |
| | | | 主动起身指导方法正确,转移过程顺利 | | | | | |
| | | | 轮椅上坐姿正确,肢体放置合理 | | | | | |
| 提问 | | 20 | | 20 | 15 | 10 | 5 | |
| 人文满意 | | 20 | | 20 | 15 | 10 | 5 | |
| 总分 | | 100 | | | | | | |

(邓巧婧)

# 第二单元 步行康复

## 师资必读

| 实训任务设计 | |
|---|---|
| 综合考评设计 | 通过典型病例情境再现,完成学习目标内容,采用文字解释与图片相结合的形式,突出要点,掌握步行训练技术,在保证安全的前提下帮助被照护者进行步行训练。进行实际操作考核,并提问相关理论知识 |
| 实训课时安排 | 1 学时理论讲解,1 学时操作 |
| 实训组织 | 1. 学员讨论实际操作会遇到的重点和难点<br>2. 提出本章节学习的重要性及目标<br>3. 进行本章节的授课内容 |
| 备注 | 有资质的康复护养人员或照护者完成实训任务 |

## 考评结构

1. 以被照护者的病情状况作为模拟病例,采用与理论知识相结合的考试形式。

2. 考核比重 技能占 60%,理论占 20%,人文占 20%。

3. 考核评分 如附表 6-2-1。

附表 6-2-1　步行训练技术评分

| 项目 | | 项目总分 | 操作要求 | 评分等级及分值 | | | | 实际得分 |
|---|---|---|---|---|---|---|---|---|
| | | | | A | B | C | D | |
| 操作前准备 | | 5 | 穿戴整齐,取下尖锐物品 | 5 | 4 | 3 | 1 | |
| | | | 讲解训练的重要性,取得被照护者的配合 | | | | | |
| | | | 评估<br>环境:宽敞、明亮、安静、无障碍物,地面干燥<br>被照护者:病情、意识状态、认知、立位平衡、肢体活动情况、步行能力、活动耐力、配合程度 | | | | | |
| | | | 用物准备:选择合适的辅助器具,处于备用状态 | | | | | |
| 步行训练 | 步行前期训练 | 20 | 重心转移:站起、坐下方法正确,关键点操作到位,保证安全 | 20 | 15 | 10 | 5 | |
| | | | 下肢负重:方法正确,重心、屈膝等动作要领操作到位 | | | | | |
| | | | 模拟迈步:方法正确,动作要领操作到位 | | | | | |
| | 辅助步行训练 | 20 | 侧方辅助:方法正确,配合默契,保证安全 | 20 | 15 | 10 | 5 | |
| | | | 后方辅助:方法正确,配合默契,保证安全 | | | | | |
| | | | 帮助器具辅助:持拐三点步行、两点步行方法正确,保证安全 | | | | | |
| | 独立步行训练 | 5 | 步行姿势正确,摆臂自然 | 5 | 4 | 3 | 1 | |
| | | | 辅助摆臂方法正确 | | | | | |
| | 上下楼梯训练 | 10 | 上楼梯:伸拐、迈腿方法正确,保证安全 | 10 | 8 | 6 | 4 | |
| | | | 下楼梯:伸拐、迈腿方法正确,保证安全 | | | | | |
| 提问 | | 20 | | 20 | 15 | 10 | 5 | |
| 人文满意 | | 20 | | 20 | 15 | 10 | 5 | |
| 总分 | | 100 | | | | | | |

（邓巧婧）

# 第七章 辅助器具康复护养应用指导

## 第一单元 拐杖的应用指导

### 师 资 必 读

| 实训任务设计 | |
|---|---|
| 综合考评方式设计 | 通过典型病例导入,采用图片与理论相结合的方法,掌握正确用拐选择、使用技术以及使用不当导致的不良后果。被照护者的病情状况作为模拟病例,进行知识结合实际的考核形式 |
| 实训课时安排 | 2 学时理论讲解,1 学时实际操作 |
| 实训组织 | 1. 用情景再现的方式开拓思维、提出问题<br>2. 引导功能位摆放方法的问题评估<br>3. 提出学习的目标<br>4. 进行技能知识及操作内容讲解 |
| 备注 | 康复护养人员和照护者完成实训任务 |

### 考 评 结 构

1. 以实际照护者的病情状况作为模拟病例,进行知识结合实际的考核形式。

2. 考核比重  技能占 60%,知识占 20%,人文占 20%。其中人文考核中被照护者的满意度占 10%。

3. 考核评分  如附表 7-1-1。

附表 7-1-1　拐杖使用技术评分

| 项目 | | 项目总分 | 操作要求 | 评分等级及分值 | | | | 实际得分 |
|---|---|---|---|---|---|---|---|---|
| | | | | A | B | C | D | |
| 操作前准备 | | 10 | 着装规范,穿戴整齐 | 10 | 8 | 6 | 4 | |
| | | | 讲解正确用拐的重要性,取得配合 | | | | | |
| | | | 评估被照护者下肢损伤程度、活动能力 | | | | | |
| | | | 评估使用拐杖的环境及拐杖的性能 | | | | | |
| | | | 用物:拐杖 | | | | | |
| 正确用拐训练 | 摆至步 | 10 | 行走顺序:①双手拐杖;②双足同时提起悬空,向前摆至拐杖处 | 10 | 8 | 6 | 4 | |
| | 摆过步 | 10 | 行走顺序:①双手拐杖;②双足同时提起悬空,向前摆至拐杖前方 | 10 | 8 | 6 | 4 | |
| | 四点步 | 10 | 步行顺序:伸左拐、迈右腿、伸右拐、迈左腿 | 10 | 8 | 6 | 4 | |
| | 两点步 | 10 | 一侧拐与对侧足同时迈出为第一落地点,然后另一侧拐与其相对应的对侧足再向前迈出作为第二落地点 | 10 | 8 | 6 | 4 | |
| | 三点步 | 10 | 行走顺序:①健侧下肢;②双手及患侧下肢 | 10 | 8 | 6 | 4 | |
| | 单拐 | 10 | 行走顺序:①健侧拐杖和患肢;②健侧腿跟上 | 10 | 8 | 6 | 4 | |
| 提问 | | 20 | | 20 | 15 | 10 | 5 | |
| 人文满意 | | 10 | | 10 | 8 | 6 | 4 | |
| 总分 | | 100 | | | | | | |

(戴宏乐)

# 第二单元　助行器的应用指导

## 师 资 必 读

| 实训任务设计 | |
|---|---|
| 考评方式设计 | 通过典型病例导入,采用图片与理论相结合的方法,掌握助行器的正确选择及使用技术。被照护者的病情状况作为模拟病例,进行知识结合实际考核形式 |
| 实训课时安排 | 2学时理论讲解,1学时实际操作 |
| 实训组织 | 1. 用小案例的方式开拓思维、提出问题<br>2. 引导功能位摆放方法的问题评估<br>3. 提出学习的目标<br>4. 进行技能知识及操作内容讲解 |
| 备注 | 康复护养人员和照护者完成实训任务 |

## 考 评 结 构

1. 以实际照护者的病情状况做模拟病例,进行知识结合实际的考核形式。

2. 考核比重　技能占60%,知识占20%,人文占20%。其中人文考核中被照护者的满意度占10%。

3. 考试评分　如附表7-2-1。

附表 7-2-1　助行器使用技术评分

| 项目 | | 项目总分 | 操作要求 | 评分等级及分值 | | | | 实际得分 |
|---|---|---|---|---|---|---|---|---|
| | | | | A | B | C | D | |
| 操作前准备 | | 10 | 衣着规范,穿戴整齐 | 10 | 8 | 6 | 4 | |
| | | | 讲解正确使用助行器的重要性,取得配合 | | | | | |
| | | | 评估其平衡能力、下肢功能状态、活动能力 | | | | | |
| | | | 评估助行器的选择 | | | | | |
| | | | 用物:助行器 | | | | | |
| 正确使用助行器 | 助行器的高度调节 | 10 | 身体直立,以肘关节屈曲30°的状态手持助行器,高度与大转子保持水平位置 | 10 | 8 | 6 | 4 | |
| | 坐位转移至立位 | 10 | 转移顺序:①被照护者在座椅上臀部适当前移;②助行器直接放在座椅前;③被照护者躯干前倾,重心前移,下推扶手进入站立位;④一旦位于站立位,分别先后用双手抓住助行器 | 10 | 8 | 6 | 4 | |
| | 立位转移至坐位 | 10 | 转移顺序:①接近座椅向健侧旋转,背对座椅;②缓慢后退,直到腿部接触到座椅;③分别先后用双手抓住座椅扶手;④以可控制的方式降低身体重心坐回座椅 | 10 | 8 | 6 | 4 | |
| | 框式助行器的使用方法 | 10 | 被照护者持助行器,站稳,提起助行器,放置于身体前一臂远的地方;一侧腿向前迈出,注意患侧或肌力较弱的腿先迈出,足落在助行器后腿水平连线位置,另一侧腿跟上 | 10 | 8 | 6 | 4 | |
| | 两轮式助行器的使用方法 | 10 | 一侧腿向前迈出,注意患侧或肌力较弱的腿先迈出,足落在助行器后腿水平连线位置,另一侧腿跟上 | 10 | 8 | 6 | 4 | |
| 提问 | | 20 | | 20 | 15 | 10 | 5 | |
| 人文满意 | | 20 | | 20 | 15 | 10 | 5 | |
| 总分 | | 100 | | | | | | |

(戴宏乐、罗见芬)

# 第三单元 颈托、胸腰支具、腰围的应用指导

## 师资必读

| 实训任务设计 | |
|---|---|
| 考评方式设计 | 通过典型病例导入,采用图片与理论相结合方法,掌握正确佩戴颈托、胸腰支具、腰围的方法及注意事项。被照护者的病情状况作为模拟病例,进行知识结合实际的考核形式 |
| 实训课时安排 | 2学时理论讲解,1学时实际操作 |
| 实训组织 | 1. 用小案例方式开拓思维、提出问题<br>2. 引导功能位摆放方法的问题评估<br>3. 提出学习的目标<br>4. 进行技能知识及操作内容讲解 |
| 备注 | 康复护养人员和照护者完成实训任务 |

## 考评结构

1. 以实际照护者的病情状况做模拟病例,进行知识结合实际的考核形式。

2. 考核比重 技能占60%,知识占20%,人文占20%。其中人文考核中被照护者的满意度占10%。

3. 考核评分 如附表7-3-1。

附表 7-3-1　颈托、胸腰支具、腰围使用技术评分

| 项目 | | 项目总分 | 操作要求 | 评分等级及分值 | | | | 实际得分 |
|---|---|---|---|---|---|---|---|---|
| | | | | A | B | C | D | |
| 操作前准备 | | 10 | 着装规范，穿戴整齐 | 10 | 8 | 6 | 4 | |
| | | | 讲解正确使用颈托、胸腰支具、腰围的重要性，取得配合 | | | | | |
| | | | 评估被照护者并解释佩戴目的 | | | | | |
| | | | 评估颈托、胸腰支具、腰围的正确型号 | | | | | |
| | | | 用物：颈托、胸腰支具、腰围 | | | | | |
| 正确使用颈托、胸腰支具、腰围 | 佩戴顺序 | 10 | 先佩戴支具后片，再佩戴前片 | 10 | 8 | 6 | 4 | |
| | 支具松紧度 | 10 | 支具与皮肤之间可伸入 1 指为宜 | 10 | 8 | 6 | 4 | |
| | 支具佩戴的位置 | 20 | 颈托：后片边缘压于前片之上；下颌及下颏放入前片突起的槽内；前和 / 或后片箭头方向正确 | 20 | 15 | 10 | 5 | |
| | | | 胸腰支具：前后片最高和 / 或最低点达到要求，不影响髋关节、双上肢活动；后片边缘压住前片；髋关节、双上肢活动不受影响 | | | | | |
| | | | 腰围：内外、上下位置正确；腰围正中线与被照护者脊柱完全对正 | | | | | |
| | 佩戴与摘除体位要求 | 20 | 颈托：佩戴或摘除颈托时应为平卧位，轴向翻身至侧卧位，逐步起身 | 20 | 15 | 10 | 5 | |
| | | | 胸腰支具 / 腰围：由平卧位轴向侧翻至 90°，进行佩戴或摘除，脊柱无侧屈、旋转 | | | | | |
| 提问 | | 20 | | 20 | 15 | 10 | 5 | |
| 人文满意 | | 10 | | 10 | 8 | 6 | 4 | |
| 总分 | | 100 | 实际得分 | | | | | |

（戴宏乐、罗见芬）

# 第四单元　踝足矫形器的应用指导

## 师 资 必 读

| 实训任务设计 | |
|---|---|
| 考评方式设计 | 通过典型病例导入,采用图片与理论相结合的方法,掌握踝足矫形器的正确选择及使用技术。被照护者的病情状况作为模拟病例,进行知识结合实际的考核形式 |
| 实训课时安排 | 2 学时理论讲解,1 学时实际操作 |
| 实训组织 | 1. 用小案例的方式开拓思维、提出问题<br>2. 引导功能位摆放方法的问题评估<br>3. 提出学习的目标<br>4. 进行技能知识及操作内容讲解 |
| 备注 | 康复护养人员和照护者完成实训任务 |

## 考 评 结 构

1. 以实际照护者的病情状况做模拟病例,进行知识结合实际的考核形式。

2. 考核比重　技能占 60%,知识占 20%,人文占 20%。其中人文考核中被照护者的满意度占 10%。

3. 考核评分　如附表 7-4-1。

附表 7-4-1 踝足矫形器使用技术评分

| 项目 | 项目总分 | 操作要求 | 评分等级及分值 | | | | 实际得分 |
|---|---|---|---|---|---|---|---|
| | | | A | B | C | D | |
| 操作前准备 | 10 | 着装规范,穿戴整齐 | 10 | 8 | 6 | 4 | |
| | | 讲解佩戴踝足矫形器的重要性,取得配合 | | | | | |
| | | 评估被照护者的认知和知觉状态及肢体功能情况 | | | | | |
| | | 用物:踝足矫形器 | | | | | |
| 正确使用踝足矫形器 | 10 | 选择正确型号的踝足矫形器<br>穿着方法正确 | 10 | 8 | 6 | 4 | |
| | 10 | 佩戴踝足矫形器的松紧程度适宜<br>被照护者足部是否处于功能位 | 10 | 8 | 6 | 4 | |
| | 10 | 穿戴的时间 | 10 | 8 | 6 | 4 | |
| | 10 | 佩戴踝足矫形器下地行走时,鞋的选择 | 10 | 8 | 6 | 4 | |
| | 10 | 被照护者皮肤情况的观察 | 10 | 8 | 6 | 4 | |
| 提问 | 20 | | 20 | 15 | 10 | 5 | |
| 人文满意 | 20 | | 20 | 15 | 10 | 5 | |
| 总分 | 100 | 实际得分 | | | | | |

(戴宏乐、罗见芬)

# 第五单元　冰袋的应用指导

## 师 资 必 读

| 实训任务设计 | |
|---|---|
| 考评方式设计 | 通过典型病例导入,采用图片与理论相结合的方法,掌握使用冰袋过程中的注意事项,掌握正确使用冰袋的方法。被照护者的病情状况作为模拟病例,进行知识结合实际的考核形式 |
| 实训课时安排 | 2 学时理论讲解,1 学时实际操作 |
| 实训组织 | 1. 用小案例的方式开拓思维、提出问题<br>2. 引导功能位摆放方法的问题评估<br>3. 提出学习的目标<br>4. 进行技能知识及操作内容讲解 |
| 备注 | 康复护养人员和照护者完成实训任务 |

## 考 评 结 构

1. 以实际照护者的病情状况作为模拟病例,进行知识结合实际的考核形式。

2. 考核比重　技能占 60%,知识占 20%,人文占 20%。其中人文考核中被照护者的满意度占 10%。

3. 考核评分　如附表 7-5-1。

附表 7-5-1　冰敷使用技术评分

| 项目 | | 项目总分 | 操作要求 | 评分等级及分值 | | | | 实际得分 |
|---|---|---|---|---|---|---|---|---|
| | | | | A | B | C | D | |
| 操作前准备 | | 10 | 着装规范,穿戴整齐 | 10 | 8 | 6 | 4 | |
| | | | 讲解正确冰敷的重要性,取得配合 | | | | | |
| | | | 评估被照护者的感觉、局部皮肤、疼痛、肿胀情况 | | | | | |
| | | | 用物:冰袋、毛巾、绷带 | | | | | |
| 正确使用冰敷 | 选择冰袋 | 10 | 选择合适的冰袋<br>冰水混合物装入量适宜 | 10 | 8 | 6 | 4 | |
| | 排气 | 10 | 排出空气,夹紧袋口<br>检查是否漏水、擦干 | 10 | 8 | 6 | 4 | |
| | 位置 | 10 | 放置位置准确<br>毛巾保护隔离 | 10 | 8 | 6 | 4 | |
| | 观察 | 10 | 治疗时间不超过20分钟<br>观察皮温、皮色的变化<br>注意交接班 | 10 | 8 | 6 | 4 | |
| | 操作后处理 | 10 | 安置被照护者,整理床单位<br>冰袋使用后清洁、保存方法正确 | 10 | 8 | 6 | 4 | |
| 提问 | | 20 | | 20 | 15 | 10 | 5 | |
| 人文满意 | | 20 | | 20 | 15 | 10 | 5 | |
| 总分 | | 100 | 实际得分 | | | | | |

（戴宏乐、罗见芬）

扫码做题

# 参 考 文 献

1. 马凌,李艳芬,李卉梅.康复护养技术操作规范.广州:广东科技出版社,2018.
2. 杨亚娟,卢根娣.脑卒中患者自我管理康复技术.上海:第二军医大学出版社,2015.
3. 燕铁斌.康复护养学.3版.北京:人民卫生出版社,2012.
4. 陈锦秀,刘芳.康复护养技术全书.北京:科学出版社,2018.
5. 燕铁斌.实用瘫痪康复.2版.北京:人民卫生出版社,2012.
6. 于梅,秦柳花,张永杰.养老照护技术与考评指导.北京:科学出版社,2018.
7. 陈锦秀.康复护养学.北京:人民卫生出版社,2015.
8. 李慧娟,安德连.实用吞咽障碍康复护养手册.北京:中国工信出版集团,2017.
9. 燕铁斌,尹安春.康复护理学.4版.北京:人民卫生出版社,2017.
10. 龚放华,谢家兴.实用专科护士丛书——康复科分册.长沙:湖南科学技术出版社,2015.
11. 李小寒,尚少梅.基础护理学.6版.北京:人民卫生出版社,2017.
12. 中国吞咽障碍康复评估与治疗专家共识组.中国吞咽障碍康复评估与治疗专家共识(2013 年版).中华物理医学与康复杂志,2013,35 (12): 916-929.
13. 王如蜜,熊雪红,张长杰,等.EAT-10 中文版在急性期脑卒中后吞咽障碍评估中的信度效度评价.中南大学学报 (医学版),2015,40 (12): 1391-1399.
14. 郑彩娥,李秀云.康复护养技术操作规程.北京:人民军医出版社,2015.
15. 何桂香.康复护士临床工作手册.北京:人民卫生出版社,2018.
16. 窦祖林.吞咽障碍评估与治疗.2版.北京:人民卫生出版社,2017.
17. 卒中患者吞咽障碍和营养管理中国专家组.卒中患者吞咽障碍和营养管理的中国专家共识(2013版).中国卒中杂志,2013,8 (12): 973-983.
18. 杜春萍,梁红锁.康复护养技术.北京:人民卫生出版社,2014.
19. 赵先美,王花芹.拯救呼吸.长沙:中南大学出版社,2019.
20. 王如蜜,陈建设,郝建萍,等.国际吞咽障碍食物标准.北京:北京科学技术出版社,2018.
21. 王如蜜.成人吞咽障碍临床吞咽评估指导手册.北京:北京科学技术出版社,2018.
22. 高小雁.骨科用具护理指南.北京:人民卫生出版社,2013.
23. 郑彩娥,李秀云.实用康复护养学.2版.北京:人民卫生出版社,2018.
24. 邹慧,孙君兰,杨旅凤,等.腰椎间盘突出症术后腰围使用的护理干预.护士进修杂志,2015,30 (13): 1231-1233.
25. 章晓英,左惠榕,孙晓东,等.强制性运动疗法对提高脑卒中患者日常生活能力的疗效观察.中华老年病研究电子杂志,2015,2 (2): 12-16.
26. 宋利娜,张洪斌.脑卒中偏瘫患者平衡功能康复方法研究进展.中国康复医学杂志,2012,27 (8): 781-783.

27. 郑彩娥，李秀云. 康复护养技术操作规程. 北京：人民卫生出版社，2018.

28. 中国康复医学会康复护养专业委员会. 神经源性膀胱护理实践指南 (2017 年版). 护理学杂志，2017, 32 (24): 1-7.

29. 中国老年医学学会神经医学分会，天津市卒中学会，王毅，等. 卒中后神经源性膀胱诊治专家共识. 中国卒中杂志，2016, 11 (12): 1057-1066.

30. 申红梅，王莹，张平，等. 逼尿肌漏尿点压及膀胱安全容量在神经源性膀胱患者间歇性导尿中的应用价值. 中国脊柱脊髓杂志，2017, 27 (7): 622-626.

31. 鞠彦合，廖利民. 单纯间歇导尿改善神经源性膀胱并发上尿路扩张积水 12 例报道. 中国康复理论与实践，2017, 23 (5): 612-615.

32. 王雪琼，朱世琼，艾艳，等. 延续护理对神经源性膀胱患者间歇导尿依从性的影响. 中国康复理论与实践，2016, 22 (12): 1480-1484.

33. 谢斌，岳雨珊，朱毅，等. 阴部神经电刺激干预脊髓损伤后神经源性膀胱：功能重建的文献研究. 中国组织工程研究，2014, 18 (46): 7498-7502.

34. 方小群，贾书磊，汪秋艳. 自我间歇导尿配合膀胱功能训练对神经源性膀胱患者膀胱功能的影响. 中华物理医学与康复杂志，2015, 37 (11): 846-848.

35. 沈雅萍，金剑，王爱娟，等. 个体化膀胱功能训练治疗脊髓损伤后神经源性膀胱患者的疗效观察. 中华物理医学与康复杂志，2015, 37 (1): 48-51.

36. 朱春燕，刘化侠. 整体康复护理对急性期脊髓损伤病人神经源性肠功能障碍的影响. 护理研究，2012, 26 (33): 3136-3138.

37. 黄碧. 个体化分阶段护理对脊髓损伤患者神经源性肠功能的影响. 当代医学，2016, 22 (11): 121-122.

38. 刘海杰，王秋，王春艳，等. 脊髓损伤后神经源性肠道的康复研究进展. 中华物理医学与康复杂志，2014, 36 (5): 394-397.

39. 肖晓芬，史晶，滑蓉蓉，等. 脊髓损伤神经源性肠道功能障碍的护理干预效果研究. 中国医药导报，2014, 11 (1): 122-124.

40. 刘燕尼，甘辉燕. 肛门按摩在脊髓损伤神经源性肠患者中的应用研究. 饮食保健，2018, 5 (9): 8-9.

41. 吴江，贾建平，崔丽英. 神经病学. 2 版. 北京：人民卫生出版社，2014.

42. 吴欣娟. 卧床被照护者常见并发症护理规范工作手册. 北京：人民卫生出版社，2018.

43. Chan B. Effect of increased intesity of physiotherapy on patient outcomes after stroke: an economic literature review and cost effectiveness analysis. Ont Health Technol Assess Ser, 2015, 15 (7): 1.

44. 孟庆莲，赫军. 良肢位摆放在早期脑卒中偏瘫被照护者中的应用. 解放军护理杂志，2015, 32 (3): 36-38.

45. 李晓军，陈锦秀，陈婷玉. 良肢体位摆放在脑卒中偏瘫被照护者肢体功能障碍中作用及时间差异的 Meta 分析. 护理学杂志，2015, 30 (21): 81-87.

46. 赵宇，张保中. 石膏固定操作手册. 北京：人民军医出版社，2013.

47. 任蔚虹，王惠琴. 临床骨科护理学. 北京：中国医药科技出版社，2009.

48. 邱贵兴. 北京协和医院医疗诊疗常规骨科诊疗常规. 2 版. 北京：人民卫生出版社，2014.

49. 翁习生. 人工关节快有康复. 北京：中国协和医科大学出版社，2018.

50. 皮红英，张立力. 中国老年医疗照护技能篇 (日常生活和活动). 北京：人民卫生出版社，2017.

51. 龟井智子. 老年看护技术. 刘建民，李华，译. 郑州：中原农民出版社，2017.

52. 臧少敏，陈刚. 老年健康照护技术. 北京：北京大学出版社，2013.

53. 陈爱萍，谢家兴. 实用康复护养学. 北京：中国医药科技出版社，2018.

54. 薛茜. 脑卒中诊疗与康复问答. 北京：化学工业出版社，2015.

55. 侯惠如，杨晶. 中国老年医疗照护住院护理经典案例篇. 北京：人民卫生出版社，2017.

56. 马凌. 康复护养技术操作规范. 广州：广东科技出版社，2018.

57. 帕特里夏·M. 戴维斯. 从零开始：脑外伤及其他严重脑损伤后的早期康复治疗. 魏国荣，刘瑛，译. 北京：华夏出版社，2017.

58. 帕特里夏·M. 戴维斯. 不偏不倚：成人偏瘫康复治疗的选择性躯干活动设计. 魏国荣，汪洁，译. 北京：华夏出版社，2017.

59. 帕特里夏·M. 戴维斯. 循序渐进：偏瘫患者的全面康复治疗. 2 版. 刘钦刚，译. 北京：华夏出版社，2017.

60. 兰如冬. 如何运用助行器. 心血管病防治知识，2015, (7): 58-60.

61. 王军. 偏瘫患者康复护养手册. 北京：科学出版社，2019.

62. 张雅静. 运动与康复护养知识与技能. 北京：中国科学技术出版社，2019.

63. 燕铁斌，窦祖林，冉春风. 实用瘫痪康复. 2 版. 北京：人民卫生出版社，2010.

64. 帕特里夏·M. 戴维斯. 康复患者的全面康复治疗. 2 版. 北京：华夏出版社，2019.

65. 侯惠如，杨晶. 中国老年医疗照护住院护理经典案例篇. 北京：人民卫生出版社，2017.

66. 李小六. 常见骨折康复运动与评定. 北京：人民军医出版社，2011.

67. 桑德春，刘璇，刘建华. 居家养老之康复技术. 北京：北京科学技术出版社，2016.

68. 蔡林海. 老化预防老年康复与居家养老. 上海：上海科技教育出版社，2012.

69. 王刚. 临床康复医学. 武汉：湖北科学技术出版社，2017.

70. 胡小兰，汪亚兵，杜梅莉，等. 拐杖规范化使用宣教在膝关节患者术后的实践与效果分析. 赣南医学院学报，2016, 36 (2): 284-285.

71. 杨霞. 骨折患者的护理与拐杖使用. 军医进修学院学报，2007, 28 (3): 176, 189.

72. 刘建华，张延琴. 骨折患者使用拐杖的护理指导. 中国临床康复，2004, 8 (32): 7147.

73. 燕铁斌，梁维松，冉春风. 现代康复治疗学. 2 版. 广州：广东科技出版社，2012.